MÁS JOVEN
NATURALMENTE

ROXY DILLON

MÁS JOVEN NATURALMENTE

Rejuvenece a nivel celular y hormonal
con el programa Bio-Young

URANO
Argentina – Chile – Colombia – España
Estados Unidos – México – Perú – Uruguay – Venezuela

Título original: *Bio-Young Get Younger at a Cellular and Hormonal Level*
Editor original: Atria Books — An Imprint of Simon & Schuster, Inc., New York
Traducción: Alicia Sánchez Millet

1.ª edición Junio 2016

ISBN: 978-84-7953-940-5
E-ISBN: 978-84-9944-962-3
Depósito legal: B-9.838-2016

Fotocomposición: Ediciones Urano, S.A.U.

Impreso por Rodesa, S.A. – Polígono Industrial San Miguel
Parcelas E7-E8 – 31132 Villatuerta (Navarra)

Impreso en España – *Printed in Spain*

DESCARGO DE RESPONSABILIDADES

La información contenida en este libro es puramente informativa y en modo alguno sustituye al consejo médico profesional. Si padeces algún problema de salud o sospechas que puedes estar embarazada, te rogamos que consultes con un médico especialista antes de poner en práctica alguna de las sugerencias de esta obra. Antes de aplicarte algún tratamiento tópico, te recomendamos que lo pruebes primero en la cara interna de la muñeca y que esperes veinticuatro horas. Si aparece alguna rojez, erupción o irritación, busca una alternativa en la lista de sugerencias aplicables para el caso que desees tratar. No utilices ninguna sustancia a la que seas alérgica.

Los tratamientos de este libro son sólo para adultos.

A mis hijos, a Matilda y a MK.

ÍNDICE

PARTE III • LOS PROGRAMAS ANTIAGING BIOLÓGICOS

«La juventud es desperdiciada en los jóvenes.»
OSCAR WILDE

¡Así que consérvate joven con *Más joven naturalmente*!
ROXY DILLON

INTRODUCCIÓN

Redefine lo que significa «envejecimiento natural»

M i pasión por la naturaleza y por su potencial para curar y servir de apoyo a nuestro cuerpo (desde las vitaminas, tinturas y suplementos hasta los alimentos, las hierbas y la botánica) empezó cuando yo era muy joven. Una dermatóloga, íntima amiga de mi familia, cuando yo sólo tenía tres años, dijo que me tomara medio limón y unas cuantas tabletas de vitamina C cada día. Esto se convirtió en mi tentempié favorito y me serviría para prevenir resfriados y gripes y para tener la piel suave a medida que fuera haciéndome mayor. La idea de que las vitaminas favorecían el funcionamiento de nuestro cuerpo y nos ayudaban a desarrollarnos, me fascinó de tal modo que solía recitar el abecedario de las vitaminas por diversión —vitamina A, vitamina C, vitamina E— al modo en que los otros niños recitaban el abecedario clásico. A los seis años ya había memorizado sus dosis, y casi en la misma época, también empezaron a fascinarme las plantas y las flores. Crecí en Eslovaquia. A veces emprendía viajes de dos horas de tren para visitar una pradera donde crecía una orquídea de color púrpura intenso llamada *Epipactis atrorubens*. Cuando no podía ir al lugar, sacaba una tarjeta que había comprado y que tenía pegado una edelweiss plateada disecada. Retiraba el celofán que protegía la flor estrellada y tocaba sus pequeños y aterciopelados pétalos. Para mí la naturaleza era una fuente de belleza y fascinación, de elementos útiles y de asombro.

Compré mi primer libro de tratamientos de belleza caseros, *Natural Beauty Secrets*, de Deborah Rutledge, cuando tenía trece años y empecé a preparar cremas y ungüentos varios para la cara, el pelo y el cuerpo. Lo primero que hice fue una loción limpiadora con base de lanolina. ¡Me impresionó observar con qué rapidez eliminó las manchas de tinta de mis dedos! Ese interés por la naturaleza que había ido cultivando se convirtió en una pasión mayor por la ciencia y la biología en el campo académico. Estudié neuropsicología y neurociencia en la universidad, y después de licenciarme, me dediqué a aconsejar sobre temas de nutrición y tratamientos con plantas medicinales. Obtuve un máster en farmacología bioquímica, a lo que siguió una investigación postgrado sobre nutrición, serotonina y depresión, y las vías del sodio, el potasio y el calcio en las neuronas. En todo este proceso, siempre me fascinó el modo en que nuestra función celular y hormonal afecta a nuestro envejecimiento, campo que ha experimentado un gran desarrollo en los últimos quince años. En este matrimonio ideal de mis pasiones personales e investigación científica y descubrimientos, he utilizado sustancias naturales para restaurar y revertir el proceso de envejecimiento en miles de clientes.

En mi práctica profesional he tratado diferentes aspectos de lo que denominamos «envejecimiento», desde enfermedades cardíacas, hasta diabetes y cáncer. Las personas recurren a mí cuando sienten que «los médicos ya no pueden hacer nada», hecho que hace que los éxitos con las terapias naturales sean aún más gratificantes. Por este motivo siempre he estado en la vanguardia de esta especialidad. Por ejemplo, vengo recomendando gou qi zi o «bayas de goji» para los riñones y la salud ocular desde hace más de una década, antes de que se convirtieran en un superalimento popular; he aconsejado el uso tópico de Vitasorb C, que es un preparado que hay que ingerir, para tratar las arrugas, años antes de que apareciera el primer sérum en el mercado; y he recomendado a mis pacientes que tomaran aceite de linaza y grasas saludables, cuando los médicos insistían en que las grasas y el colesterol eran malos para la salud, y ahora las investigaciones más recientes han demostrado que muchas de ellas no lo son.

Me encanta probar personalmente nuevos tratamientos, que se basan en apasionantes descubrimientos científicos, que en definitiva son los pilares de mis creencias, estudios y práctica. Mi propia rutina antiaging varía según lo que necesito cada día o semana, pero te garantizo que he utilizado todas las recomendaciones de este libro. Mi objetivo siempre es activar vías antiaging y mantener joven la función celular y hormonal. Si mi pelo necesita una ayudita, utilizo romero y eucalipto, o quizá manteca de cerdo o lanolina; si mi piel parece fatigada, utilizo aceite de aguacate y regaliz; y si la tengo flácida recurro a la mezcla de aceites esenciales de almendra y semillas de eneldo para incrementar la elastina. Todos los días tomo fenogreco e hinojo en polvo mezclado con algún líquido. Tomo boro, vitamina E, como pasta integral y yogur de soja a diario. Utilizo hierbas estrogénicas sobre mi rostro, pelo y cuerpo, como el regaliz, que yo misma extraigo y añado a una base de aceite de aguacate, junto con una combinación de aceites esenciales de hinojo, anís verde, ylang-ylang y semillas de eneldo mezclada en una base de manteca de cacao o aceite de aguacate. Para ponértelo más sencillo, el plan específico en el que más confío está al final de este libro, en el capítulo 12. El resultado de todos mis esfuerzos antiaging es que, aunque tengo cincuenta y ocho años, muchas veces la gente piensa que tengo treinta y tantos. No importa qué edad tengas ahora, ¡con el programa antiaging biológico parecerás mucho más joven!

Mi trabajo es muy gratificante. Hace poco ayudé a una paciente de cuarenta años que se sentía muy mal porque al poco tiempo de someterse a una histerectomía por motivos de salud, empezó a observar signos de envejecimiento prematuro como arrugas marcadas y piel flácida. Le dije que no se preocupara y le di uno de mis preparados (una base de manteca de cacao y aceite de oliva con aceites esenciales de hinojo e ylang-ylang) y a los tres días su rostro estaba más suave y fino. ¡Estaba entusiasmada! Tuve otra paciente de treinta y seis años a la que una amiga le dijo que parecía que tenía dieciséis (¡sí, dieciséis!) y otra de sesenta a la que le dijeron que ¡tenía el cuerpo de una joven de veinticinco! Esta última había usado una crema para el pecho que le hice con aceite de oliva y fenogreco en polvo y una crema de manteca de cacao con aceite de aguacate mezclado con aceites esenciales de hinojo, ylang-ylang, semillas de eneldo y anís verde. Estos preparados aumentaron el tamaño de su pecho, su firmeza, volumen, redondez y peso. También le elevaron los senos y las arrugas entre ellos desaparecieron; todo esto, a los diez años de haber tenido a su último hijo. ¡Increíble! ¿Verdad?

Biológicamente más joven al natural

El mensaje principal de este libro y lo que lo hace tan único y revolucionario es que, siguiendo los programas que en él menciono, una mujer puede *llegar a ser* biológicamente más joven. La finalidad no es que parezcas más joven gracias a los cosméticos o a medios superficiales. No sólo parecerás más joven, sino que te sentirás más joven, ese será el resultado del antiaging biológico *real* que habrá experimentado tu cuerpo y del rejuvenecimiento *real* de tu función celular y hormonal. Y lo mejor de todo es que para conseguirlo utilizarás sustancias naturales increíblemente eficaces y seguras.

Cuando pienso en por qué es tan maravilloso usar tratamientos naturales para los trastornos relacionados con la edad, se me ocurren tres grandes beneficios adicionales. En primer lugar, los remedios naturales no sólo te ayudan a parecer más joven, sino que pueden retrasar el reloj biológico. Restaurarás los niveles de estrógenos, tu piel se verá más flexible y resistente. En segundo lugar, los beneficios se deben al hecho biológico de que nuestro cuerpo responde muy deprisa a las plantas medicinales, los alimentos y los suplementos tanto naturales como complejos, porque suponen un procedimiento amable y que está en armonía con nuestra biología. El tercer beneficio es la seguridad, que es de suma importancia para muchas personas. Las sustancias naturales que recomiendo a mis clientas y que cito en este libro son totalmente inofensivas. Yo las he usado durante décadas, y mis clientas también las han usado con confianza y no han sufrido ningún efecto secundario. Por desgracia, no se puede decir lo mismo de la terapia de sustitución hormonal convencional o de muchos medicamentos y cremas para temas relacionados con la edad que requieren prescripción facultativa.

Mi programa se basa en una selección de los descubrimientos científicos más avanzados, el éxito de los casos clínicos de mis clientas y mis propias experiencias con las plantas, los alimentos y los suplementos naturales que existen desde hace miles de años. Además, la ciencia nos está proporcionando pruebas fabulosas de que las sustancias suaves y naturales tienen efectos rejuvenecedores extraordinarios en el cuerpo humano; los investigadores han estado clasificando y nombrando para el gran público los compuestos activos que se encuentran en las plantas medicinales, los alimentos y otras fuentes naturales. La manzanilla, por ejemplo, es una planta, pero la alantoína es un compuesto químico aislado que pertenece a la manzanilla y por consiguiente se ha clasificado como «cosmecéutico». La quercetina se encuentra en las cebollas y ha sido catalogada como «nutracéutico». Y todos estos compuestos se conocen como «biocéuticos». Su nombre lo determina el uso que se hace de ellos, así que la alantoína, que es de uso externo o cosmético para la piel, es un cosmecéutico, mientras que la quercetina, cuya presentación es en píldora, que es de uso interno, es considerada un nutracéutico. Para facilitar su comprensión, me referiré a todos ellos como «sustancias naturales», pero tendrás que confiar en mí cuando te diga que todos ellos tienen raíces muy científicas.

La cúspide de la vida, cuando mejor funciona todo en tu cuerpo, es a los treinta años. Superada esa edad, empieza el rápido declive de las funciones hormonales y celulares, y eso es lo que llamamos «envejecimiento». La meta del programa antiaging biológico es que recobres el buen funcionamiento celular y hormonal que tenías a los treinta años. Te enseñaré a recuperar tu mejor época de un modo muy real, mediante la activación de mecanismos bioquímicos e invirtiendo el deterioro.

¿Por qué es ideal que recuperemos nuestra función celular y hormonal de la juventud?

En este libro leerás con frecuencia que me estoy refiriendo a los dos niveles en los cuales envejece nuestro cuerpo, porque es necesario que tratemos ambos para lograr el rejuvenecimiento. En primer lugar, está el envejecimiento celular. Esto significa que la función celular se vuelve más lenta. Aquí, los componentes de cada una de las células llevan a cabo su función con menor eficacia y mucha menos velocidad que cuando tu cuerpo era joven. El envejecimiento celular conduce a cambios genéticos que pueden degenerar en enfermedades como el cáncer, así como a cambios en la síntesis de compuestos estructurales esenciales, como el colágeno y la elastina, que conducen a la formación de arrugas. El envejecimiento celular afecta a la actividad celular básica del momento, cuya consecuencia es el descenso en la producción de muchos componentes. Uno de los principales es el ATP o trifosfato de adenosina, fuente de energía de la célula y la que nos da la vida. Sin él, las células del cuerpo y, por consiguiente, el propio cuerpo, no funcionarían. Dicho de otro modo, el cuerpo no puede sobrevivir sin esta función celular.

El envejecimiento hormonal se debe al descenso en la producción de ciertas hormonas esenciales que sobreviene con la edad y que puede afectar negativamente a nuestro aspecto, energía y deseo sexual. Creo que la disminución de hormonas sexuales es especialmente perjudicial para nuestro aspecto y estado de ánimo, pero también hay otras hormonas que disminuyen con la edad, como la hormona del crecimiento humano, que refuerza los músculos y la masa ósea, así como la melatonina, que influye en la cantidad de horas que dormimos y en la energía que tenemos al despertarnos por la mañana. El sistema hormonal es más lento que la actividad que tiene lugar en la célula. Posee un «macrocampo» de acción que influye en el funcionamiento general de los órganos.

Ambos sistemas tienen áreas de influencia exclusivas: la actividad celular se produce en el interior de las células y la actividad hormonal se encarga de los órganos. Esto significa que las sustancias naturales como el té verde pueden afectar a la actividad celular, evitar cambios genéticos y ofrecer una importante protección contra el cáncer. Las hormonas también afectan a las células, pero de un modo mucho más general, aunque extraordinariamente potente; sin un componente hormonal no se puede evitar ni revertir todo el impacto del envejecimiento. Usaremos el té verde como ejemplo: nos protege del sol, pero no puede restaurar el grosor de la piel. Las hormonas sexuales son necesarias para eso, especialmente el estrógeno en las mujeres y el estrógeno y la testosterona en los hombres. Esta es la razón por la que este programa es tan potente y único. Porque tiene en cuenta estas dos áreas biológicas que son de vital importancia.

Los envejecimientos celular y hormonal no suceden en momentos separados ni afecta a distintos sistemas corporales. En el cuerpo todo sucede a la vez, a un mismo tiempo. Siempre los trato juntos, pero para que se entienda mejor, los separo cuando hablo de mecanismos específicos. Es difícil llegar a imaginarlo, pero en este preciso momento, en tu cuerpo se están produciendo billones de reacciones bioquímicas. Tienen lugar síntesis y rupturas (dos mecanismos opuestos) simultáneamente. Los mecanismos celulares se ven afectados por las hormonas y las células que envejecen en tus órganos productores de hormonas hacen que disminuya el nivel hormonal. Pero cuando se produce una mejoría, también sucede todo a la vez, y sigue sucediendo, siempre que favorezcas ese proceso de la mejor manera posible.

Algunas mejorías son visibles antes que otras, eso se debe a que ciertos sistemas corporales tienen la capacidad de repararse más rápido. Así la piel, por ejemplo, es uno de los primeros sistemas en mostrar la mejoría, porque sus células tienen una capacidad de renovación más rápida. El pelo tarda más tiempo en recuperarse, puesto que su crecimiento es mucho más lento que la capacidad de renovación de la piel. En lo que concierne a este tema, es importante tener en cuenta que un tratamiento puramente celular para obtener ciertos efectos antiaging puede ser menos eficaz que un tratamiento celular y hormonal. Utilicemos el ejemplo del pelo, si simplemente le aplicas cafeína para conseguir un efecto a nivel celular, será mucho menos eficaz que el programa celular y hormonal que expongo en este libro, donde se emplean aceites esenciales de romero, eucalipto, hinojo e ylang-ylang para mejorar el cabello en ambos niveles. Lo mismo sucede con el resto de los tratamientos antiaging. Si estos tratamientos sólo van dirigidos a la función celular, sus efectos serán limitados.

Cuando trato casos relacionados con la edad, la finalidad médica y estética es la misma. Lo que puede verse en el rostro, como la desaparición de arrugas y pliegues, es el resultado de haber realizado unos pocos cambios en el código genético, de una síntesis de proteínas estructurales más correcta y del rejuvenecimiento del estado hormonal. Esto también significa que el riesgo de padecer enfermedades cardíacas, cáncer, diabetes y otros problemas médicos de la edad, ha disminuido.

Caminar, hablar, prueba antiaging

Aunque me considero una científica, algunos de los «datos» más irrefutables que he recopilado son los éxitos de mis clientas. Recuerdo a Janet, una mujer de unos cincuenta años que había sido fumadora y muy bebedora toda la vida, eso había contribuido a que tuviera líneas de expresión alrededor de la boca. Cuando se pintaba los labios se le corría el color y se veía una marcada falta de firmeza en la zona, parecía que tenía los labios hundidos. Antes de venir a verme había probado muchos tratamientos y cremas caras. Le recomendé que utilizara tópicamente Vitasorb C, un preparado de vitamina C que va muy bien para la piel. No sólo le mejoraron los labios, sino que la piel de la cara adquirió un tono brillante e igualado, ¡sin efectos secundarios!

Envejecer también afecta al pelo y al cuero cabelludo. Recuerdo a mi clienta Sandra, de casi cincuenta años, que se había quedado en estado de *shock* al descubrir que se le habían formado dos puntos de calvicie a ambos lados de la cabeza, justo por encima de las sienes. La raya del cabello se le estaba quedando preocupantemente ancha y ¡apenas podía recogerse el pelo para hacerse una pequeña cola de caballo! Le aconsejé que se frotara el cuero cabelludo con aceites esenciales de romero y eucalipto, poniendo especial atención en las zonas donde tenía menos pelo. A las dos semanas, le empezó a crecer el pelo por la zona de la raya, y sólo tardó un total de ocho meses en observar un nuevo crecimiento, más espesor, textura y peso, en un cabello que ahora ondea al aire cuando se mueve.

No todos los problemas relacionados con la edad son estéticos, por supuesto, muchos son funcionales y pueden afectar a tu confianza de tal modo que condicionen todos los aspectos de tu vida. Mi clienta Carol, por ejemplo, tenía unos cincuenta y cinco años cuando vino a verme por una grave atrofia vaginal, que es la pérdida de espesor, sequedad e inflamación de las paredes vaginales, debido a la falta de estrógenos en el cuerpo. Como podrás imaginar, esto afectaba a su vida sexual y a la confianza en sí misma. Se sentía tan mal consigo misma que evitó el sexo durante dos años, ¡incluso con lubricantes de farmacia! Acudió a mí como último recurso, ¡y vaya, que se alegró de haberlo hecho! Le recomendé que usara una crema de manteca de cacao y aguacate con unas gotitas de aceite esencial de hinojo para evitar irritar los delicados tejidos vaginales. También tomó un suplemento de genisteína y fenogreco en polvo para mejorar sus niveles hormonales. Su cuerpo respondió en cuestión de días y su vagina recobró su juventud: paredes más gruesas, más lubricación y alargamiento de su tamaño. Puesto que las paredes vaginales están compuestas de membranas mucosas, su cuerpo absorbió fácilmente el tratamiento y se benefició toda ella. Le brillaba la piel, tenía las articulaciones más flexibles y le disminuyó la barriga. ¿Cuál fue el único efecto secundario? Que tenía más confianza en sí misma, la libido más alta y ¡era ella la que le proponía sexo a su marido!

Cómo usar este libro

Este libro está dividido en tres partes que te indican cómo revertir la función celular y hormonal en un cuerpo que está envejeciendo, con programas que puedes usar en distintas etapas de tu vida, según tus necesidades concretas. En los capítulos empezaré explicando el sistema celular básico, luego pasaré a sistemas más complejos, a la vez que veremos conceptos simples basados principalmente en la función celular, desde la protección de la célula y la síntesis del colágeno y la elastina, hasta conceptos de tipo hormonal que afectan al cuerpo, a las emociones y a los parámetros psicológicos. En cada capítulo menciono conceptos y sustancias naturales que nos conducirán a una serie de tratamientos al final. Pruébalos y añádelos a tus favoritos confeccionando tu propio programa en la última sección. *Más joven naturalmente*, también está estructurado de modo que empieza con los mecanismos básicos de la piel y luego va progresando hacia mecanismos más complejos. Algunos capítulos se centran más en un área, por ejemplo, la celular, o en la otra, la hormonal, pero recuerda que los procesos celulares y hormonales están en interacción constante. No existe una línea divisoria clara entre ellos. La biología es mucho más compleja que todo eso. De modo que, aunque en algún momento parezca que en una parte se habla más de la función celular u hormonal, esto puede cambiar en otro capítulo. Cuando llegues al capítulo 10, que trata sobre la menopausia, verás que algunos de los tratamientos son hormonales, otros celulares y que otros afectan profundamente a ambos. Como dicen en las clases de biología: «La rótula está unida al fémur...». Es decir que la biología es muy complicada.

También quisiera que tuvieras en cuenta unas pocas directrices mientras haces los preparativos:

Controla tus dosis. La mayor parte de las presentaciones son en forma de cápsulas, cucharadas o gotas de tintura. Una cápsula de una hierba equivale a un gramo de la misma. Si las instrucciones del suplemento dicen que has de tomar nueve cápsulas, toma nueve gramos o dos cucharaditas (no ambas dosis) si las tienes en polvo.

Compra selectivamente. Para todas las sustancias naturales, tu regla de oro será comprar las orgánicas, pero si no las encuentras o tu bolsillo no te lo permite, también puedes comprarlas de otro tipo. En el caso de los suplementos, me gustan las cápsulas vegetarianas; los minerales en forma de «citratos» también están bien, pero la vitamina E y el betacaroteno han de ser naturales. Busca marcas especializadas en aceites esenciales y base. No es necesario que sean orgánicos, pero mejor si lo son.

No te preocupes por la disponibilidad en tu zona. La mayoría de las sustancias que indico se encuentran en todo el mundo. Si tu tienda de productos naturales no tiene el producto que menciono, pídele que te lo encargue. Si no es posible, busca en Amazon. Yo compro todo lo que recomiendo a través de Amazon.

Ten cuidado. No almacenes ninguno de los tratamientos que fabriques en envases de vidrio, porque se pueden romper si es que tienes que ir de una habitación a otra o los has de llevar encima cuando sales de casa. Cuando hagas tus preparados, no dejes nunca los aceites o las grasas en la olla sin vigilarlos y nunca le des más temperatura que un ligero fuego lento. Deja enfriar todos los líquidos calientes antes de manipularlos.

Cuando hayas leído este libro deberías sentir que tu edad no es un número. Es una función de tu actividad celular y hormonal. Y con *Más joven naturalmente* te enseñaré a rejuvenecer a medida que tus funciones celulares y hormonales vayan volviendo a trabajar como en tu juventud, gracias al uso de sustancias naturales seguras. En un nivel tangible, deberías experimentar una mejoría en tu función cerebral, más energía, optimismo juvenil, dormir mejor, un rejuvenecimiento en la piel, el pelo y las uñas, y el aumento de la libido. Te ayudará a reforzar tus extremidades, a perder barriga y a que te desaparezca la papada.

Con *Más joven naturalmente*, tienes la primicia de acceder a un programa antiaging único y revolucionario. ¡Sácale el máximo partido! Aprovecha que tus funciones celular y hormonal tienen la potencia de ser estimuladas para rejuvenecer a cualquier edad y en cualquier momento. Celebra el hecho de que envejecer no es inevitable y de que es un proceso que se puede retrasar, y en muchos casos, incluso revertir. Tienes a tu alcance una vida saludable, larga y con un aspecto mucho más joven.

Parte I

CUANTO MÁS JÓVENES SON TUS CÉLULAS, MÁS JOVEN ERES

I

¡Supersirtuinas o cómo estar genial en tu 256 cumpleaños!

MECANISMO ANTIAGING: activación de los genes de la longevidad.

FINALIDAD: aumentar la esperanza de vida.

ESTRELLAS: frutos del bosque, té verde, ajo, ginseng y gotu kola.

Casi todas las culturas han buscado durante siglos formas de retrasar o incluso de revertir el envejecimiento. En el siglo v a.C., los escritores griegos ya buscaban la Fuente de la Juventud. En la India todavía se utiliza la antigua ciencia de la longevidad denominada «ayurveda», que se basa en alargar la vida mediante la desintoxicación y la nutrición. No obstante, mi historia favorita de éxito es la del herbolario chino Li Ching-Yuen, quien según algunos datos, nació en 1677 y murió a los 256 años. Tanto si crees que la historia del maestro Li es un mito, una realidad o un poco de ambas cosas, has de admitir que hay una parte de ti que cuando escucha esto piensa, «Voy a tomar lo mismo que él».

Vayamos directas al grano, en el siglo XXI estamos tan interesadas en descubrir los mecanismos que previenen o invierten el envejecimiento como lo estaban nuestras antepasadas. De hecho, una de las proteínas más estudiadas en los últimos diez años ha resultado ser una que favorece el proceso de antiaging, la denominada «sirtuina» o regulador de información silencioso. Las sirtuinas controlan la velocidad de envejecimiento y la duración de nuestra esperanza de vida. También se les ha dado el nombre de «genes de la longevidad», que es la razón por la que he pensado que serían una buena forma de empezar nuestro programa antiaging. Estimula tus sirtuinas, y lo lógico es pensar que, vivirás más y parecerás más joven.

Una de las sirtuinas más estudiadas es la SIRT1. Entre otras fuentes podemos encontrarlas en el ajo, Panax ginseng y *Polygonum multiflorum*, una planta originaria de China que las investigaciones han demostrado que tiene propiedades antiaging que activan una serie de procesos biológicos en el cuerpo. Parece ser que últimamente existen ciertas controversias respecto al posible daño que la ingestión de dicha planta puede ocasionar al hígado, y por esta razón no te recomiendo que la uses.

¿Sabes una cosa? Estas tres plantas medicinales formaban parte del régimen del maestro Li, ¡activaban sus SIRT1 cuando las usaba! Aunque sólo hubiera vivido la mitad de años que se le atribuyen, sigue siendo una cifra impresionante que confirma las propiedades de alargar la vida que tienen las plantas, mucho antes de que la ciencia nos demostrara cómo.

En este capítulo, primero me gustaría explicar cómo envejece el cuerpo y reforzar la importancia de buscar soluciones antiaging para los niveles celular y hormonal. Luego hablaré de los poderosos efectos de los activadores de las sirtuinas modernos que puedes incorporar en tu rutina diaria y obtener así un aspecto más juvenil y sentirte más joven.

El envejecimiento va más allá de la piel

El envejecimiento afecta a todas las partes del cuerpo, a su aspecto, a cómo te sientes y a su funcionamiento. Afecta a tu pelo, tu rostro y tu cuerpo de más formas de las que te puedas imaginar. Con *Más joven naturalmente*, aprenderás lo que probablemente también sabía el maestro Li: que puedes alargar tu vida e incluso revertir tu envejecimiento con remedios naturales. Algunas de las sustancias que tienen este efecto son las EGCG (que se encuentran en el té verde), la cúrcuma, el zumo de uva negra, el café, espino albar, ginkgo biloba, lúpulo, hinojo, fenogreco, aceite de palma roja, y otros suplementos como la nicotidamina adenina dinucleótido (NAD), ácido R-alfa-lipoico, ubiquinol y CoQ10, vitaminas, minerales y muchos otros compuestos cuyas propiedades afectan realmente a nuestra esperanza de vida y a nuestro aspecto. Te enseñaré a usar estos elementos y otros para mejorar tu función celular y aumentar tus niveles hormonales, a fin de detener y revertir los cambios profundos, en todo tu cuerpo, hasta llegar a los huesos.

Cuando pensamos en el envejecimiento solemos imaginarnos los efectos sobre la piel: las arrugas, los surcos y la flacidez que podemos ver con los ojos. Pero a medida que envejecemos, se van reduciendo y desorganizando todas las capas de piel vieja, desde la más superficial que es la epidermis hasta los músculos de soporte y las capas más profundas de grasa. Los preparados tópicos, especialmente los derivados de la vitamina A y la vitamina E naturales, pueden reparar y rellenar la epidermis, la capa más externa de la piel, y hacer que tenga un aspecto más suave y menos arrugado. Esto es muy apreciado, por supuesto.

Pero el envejecimiento no se detiene en las capas superficiales de la piel. Reduce exhaustivamente las capas más profundas, cuyo resultado son los signos inequívocos que ningún maquillaje puede disfrazar y que sólo puede reparar el antiaging celular y hormonal. Ni siquiera la cirugía estética puede corregir algunas de estas consecuencias, como son la palidez debida a la disminución de capilares o la pérdida de unos labios, ojos y tez juveniles, así como el color del pelo, debido a la reducción de las células que fabrican el pigmento, denominadas melanocitos. En *Más joven naturalmente*, aprenderás a reparar hasta estos signos aparentemente irreversibles utilizando sustancias naturales e inofensivas.

Aunque el uso de sustancias naturales puede ayudarte a aparentar hasta décadas más joven, te ruego que recuerdes que la fascinante ciencia que explica los mecanismos subyacentes a las acciones es muy reciente. El grueso de nuestros conocimientos sobre lo que sucede cuando envejecemos procede de los estudios que se han realizado en la última década y que, en su mayoría, sólo se han publicado en revistas científicas.

El dos por uno decisivo: función celular + hormonal

Para conseguir el verdadero antienvejecimiento, has de activar mecanismos celulares y vías antiaging bioquímicas y hormonales para restaurar su funcionamiento juvenil. Es importante que entiendas el mecanismo que hace que la combinación de ciertas plantas, alimentos y suplementos puede promover efectos profundos y duraderos.

¿Por qué este enfoque? Cuando mejoras la función celular, todas tus células funcionan mejor y esto da grandes resultados. Cuando mejoras la función celular a través de medios naturales, inviertes tu edad biológica. Tus células son más jóvenes y pareces más joven.

Pero la mejoría a nivel celular no basta. Veamos el poder de la vitamina C. Aplicarte un sérum facial puede aumentar tus niveles de colágeno en el rostro. Ingerirla puede rejuvenecer la función mitocondrial de la piel y del corazón. La función celular actúa a nivel de cada célula individual, mejorando su producción de energía, su reparación y limpiando sus desechos. Con la edad, todos estos mecanismos se vuelven más lentos y menos eficientes. Una mejora eficaz de la función celular invierte este declive y nos rejuvenece biológicamente a este nivel. ¡Pero se ve desde fuera! Puesto que el envejecimiento provoca muchos cambios en el cuerpo, algunos no se corrigen o invierten por el mero hecho de optimizar los mecanismos celulares. Contémplalo de este modo: una persona sana de treinta años goza de una función celular y hormonal magnífica que está funcionando a pleno rendimiento. De modo que para parecer más joven pasados los treinta, y seguir pareciéndolo, has de rejuvenecer a nivel celular y hormonal. Y puesto que la vitamina C sólo puede incrementar la atrofia muscular y adiposa que marchita nuestra piel cuando nos hacemos mayores, hemos de añadir hormonas para conseguir resultados antiaging en un plano profundo y que sean muy visibles.

Las varices son un gran ejemplo de uno de los trastornos debidos a la edad, se deben a factores celulares y hormonales que también han de ser tratados como tales. A medida que nos hacemos mayores, los músculos de las piernas se van atrofiando, la piel se vuelve más fina y los vasos sanguíneos se debilitan. Los factores hormonales influyen, puesto que las mujeres, especialmente durante los embarazos, tienen mayor tendencia a desarrollar esta patología. Por consiguiente, reforzar los músculos y aumentar la elastina en las paredes de los vasos sanguíneos nos proporcionará una gran mejoría. Pero, ¿cómo podemos hacer esto de una forma natural? Los bioflavonoides como la piel de limón y el arándano son muy útiles, puesto que actúan a nivel celular reforzando las paredes de los vasos sanguíneos. Pero a muchas personas no les basta con los bioflavonoides para lograr una mejoría en las varices; necesitan corregir este problema a nivel hormonal aumentando directamente la elastina en la vena mediante el uso de aceite esencial de semilla de eneldo. Puesto que el eneldo contiene estrógenos, aporta a tu cuerpo las propiedades positivas de esta hormona y se sabe que también devuelve firmeza a las zonas flácidas.

Como leerás en los próximos capítulos, el aceite esencial de semillas de eneldo es sólo una sustancia natural que tiene un efecto estrogénico positivo en el cuerpo, que también puede protegerte de ciertos tipos de cáncer y enfermedades cardíacas. Mejorar tu nivel hormonal con métodos inofensivos y naturales puede ofrecerte resultados verdaderamente sorprendentes y visibles, porque el estrógeno es una de las hormonas predominantes en el cuerpo femenino. A medida que envejecemos, van apareciendo los efectos de la falta de estrógeno, como la pérdida de elastina, colágeno, masa muscular y grasa. Incluso la aparición brusca de piel seca después de los treinta se debe a la disminución de estrógenos, que provoca un descenso de las ceramidas y al ácido hialurónico, sustancias ambas que son responsables de mantener la piel húmeda, flexible e hidratada.

Una observación sobre las sustancias que afectan a las hormonas

Es evidente que las mujeres debemos mantener bajo el nivel de hormonas masculinas cuando estamos intentando restaurar nuestro brillo y curvas femeninas y juveniles. Al mismo tiempo, no tienes por qué preocuparte por los cánceres sensibles a las hormonas al incrementar tus hormonas femeninas, concretamente las de la familia del estrógeno. Con los métodos seguros que expongo en este libro, puedes estar tranquila de que no aumentará tu riesgo.

No obstante, algunos de los remedios para tratamientos hormonales más conocidos y recomendados sí pueden perjudicar tu función hormonal. Uno de ellos es la soja, que nos la habían vendido como un remedio para todo para las mujeres de cierta edad. El problema es que se ha demostrado que la soja baja ciertos estrógenos y puede tener efectos perjudiciales, especialmente cuando una mujer está en la menopausia. La soja reduce la función tiroidea y provoca un considerable aumento de peso y una gran pérdida de energía.

El ñame silvestre es otra planta que afecta a las hormonas y que se ha demostrado que produce efectos contradictorios en las mujeres. La raíz de ñame silvestre o *Dioscorea villosa*, no pertenece a la familia de los ñames o de los boniatos, que puedes comprar en el supermercado. La *Dioscorea villosa* se cree que actúa aumentando la progesterona, aunque todavía existe mucha controversia respecto a esta idea, puesto que no está claro cómo el cuerpo humano puede convertir la diosgenina, el compuesto del ñame silvestre, en progesterona.

Lo interesante es que cuando se utilizan otras fuentes de diosgenina que no son el ñame silvestre, como el fenogreco o la zarzaparrilla, no hay ningún efecto negativo. Las cremas que contienen dosis farmacéuticas de estrógenos, como el estradiol, han demostrado efectos antiaging visibles en tan sólo una semana. Pero a la mayoría de las mujeres no les entusiasma utilizar estrógenos farmacéuticos, puesto que el cuerpo absorberá algunos de los estrógenos de la crema, que pueden tener efectos secundarios desagradables como naúseas, hinchazón, nódulos mamarios, dolor de cabeza, sangrado vaginal anormal y mayor coagulación sanguínea, con el subsiguiente riesgo de provocar accidentes cerebrovasculares. Lo más increíble es que podemos conseguir los resultados positivos de las hormonas utilizando ciertos aceites esenciales aromáticos que actúan de un modo muy similar, pero que son totalmente inofensivos.

Por último, las hormonas bioidénticas que se comercializan actualmente también conllevan cierto riesgo. Tanto los tratamientos de sustitución hormonal como las nuevas hormonas bioidénticas se fabrican en laboratorios y poseen una marcada acción hormonal. Las hormonas bioidénticas se parecen más a nuestras hormonas naturales que las farmacéuticas que suelen recetar los médicos, pero puesto que son igualmente potentes, también pueden producir desequilibrios negativos en el cuerpo. Suministrar hormonas a nuestro cuerpo reduce la función glandular y atrofia las glándulas, y esto es para todas las glándulas que producen hormonas, incluidos los ovarios y los testículos.

Cuando las opciones naturales están llenas de buenas sorpresas

Dicho esto, cuando se trata de envejecimiento, la solución son las sustancias naturales. Estimulan los procesos saludables que ayudan a tener un aspecto más juvenil y a sentirse más joven, a la vez que evitan el deterioro del ADN y las enfermedades. Los resultados pueden llegar a sorprenderte de la mejor manera posible.

El ejemplo más remarcable es el del tratamiento de la presión sanguínea por medios naturales; una presión sanguínea estable influye de muchas formas para envejecer con salud. El Panax ginseng, por ejemplo, sube o baja la presión sanguínea, dependiendo de las necesidades de cada persona. Es decir, si tomas Panax ginseng porque tienes hipertensión, te ayudará a bajarla. Si tienes la presión demasiado baja, te ayudará a subirla. En cada caso, la presión se regulará y volverá a un rango saludable y normal. Este efecto sólo se puede conseguir si se corrigen los mecanismos que condujeron al desequilibrio en la presión sanguínea, tanto a la alta como a la baja. Los fármacos no pueden conseguirlo, porque sus efectos farmacéuticos son muy específicos y unidireccionales. Subirán la presión sanguínea, y se la subirán a todas las personas y en todos los casos, o bajarán la presión sanguínea, y también tendrán ese efecto independientemente de cuál sea la presión inicial del sujeto que toma el medicamento, bajándole la presión aunque esa persona ya la tenga demasiado baja, con sus correspondientes efectos secundarios peligrosos.

Otro remedio para bajar la presión sanguínea, sin embargo, tendrá efecto cuando lo tomas y cuando ya has dejado de tomarlo. Este no es el caso de la mayoría de los productos farmacéuticos. Esta planta se llama espino blanco y tiene este efecto debido en parte a su propiedad para inhibir la enzima conversora de la angiotensina (ACE). Este mecanismo es la base de los medicamentos que se utilizan para bajar la presión, los inhibidores de la ACE. Pero uno de los desafortunados efectos secundarios de los inhibidores de la ACE es el perjuicio que ocasionan a los riñones, efecto secundario que no existe cuando tomas espino blanco natural. A esto quiero añadir que el espino blanco limpia las arterias, refuerza el músculo del corazón, es un antioxidante y por tanto te protege y previene la tendencia de crear depósitos de grasa. No está mal como efectos secundarios, ¿no te parece?

Muchas acciones, muchas vías

Los investigadores calculan que en el cuerpo humano hay más de ciento cincuenta vías antiaging activas. Por consiguiente, es necesario que nos centremos en los mecanismos más eficaces y que aportan los resultados más visibles. Es importante recordar que cada sustancia natural tiene muchas acciones, que suelen influir en varias vías antiaging a un mismo tiempo, de varias formas positivas. Del mismo modo que existen multitud de vías antiaging, también hay cientos de sustancias naturales que les afectan. No hay un superalimento o una planta que sirva para todo, por muy eficaz que sea.

Puesto que en nuestro cuerpo nada se produce de manera aislada, activar las revitalizadoras sirtuinas ayudará a producir efectos favorables en muchas otras vías antiaging. Por ejemplo, en un modelo de cáncer de mama de laboratorio, el resveratrol ha demostrado que activa la SIRT1 y, al mismo tiempo, inhibe una proteína denominada survivina, evitando de este modo el desarrollo de las células del cáncer de mama. La inhibición o interrupción de las vías de la survivina detiene el crecimiento tumoral; por tanto, vemos que estimular la SIRT1 tiene un efecto favorable en otra vía que desempeña una función en mantenernos jóvenes y sin enfermedades.

¿Recuerdas las sirtuinas del maestro Li, o lo que es lo mismo, los «genes de la longevidad», que controlan la velocidad a la que envejecemos y nuestra esperanza de vida? Una parte de ese antiaging incluye efectos anticáncer, protección del cerebro y una piel y un pelo más jóvenes. Añadir activadores de las sirtuinas a tu régimen de belleza y de dieta sana suma años a tu esperanza de vida, hecho que los investigadores han observado con otros conceptos principales como la restricción de calorías (RC), que fue el primer medio que se descubrió que alargaba la vida de muchas especies, incluidas las ratas, las levaduras, los peces, los ratones, los perros e incluso los simios. Dicho esto, no se han realizado estudios en humanos sobre la restricción de calorías, y tampoco hay demasiadas razones para ello. En primer lugar, no es posible restringir la dosis de calorías que ingieren los humanos durante un tiempo razonable bajo las condiciones de experimentación, aunque los datos que tenemos sobre el estrés oxidativo, el índice metabólico, la sensibilidad a la insulina, las funciones endocrina y del sistema nervioso simpático, parecen confirmar que la restricción de calorías en los seres humanos también tiene un efecto antiaging. Por otra parte, tenemos datos «negativos», es decir, de individuos sobrealimentados y obesos, que muestran un envejecimiento prematuro en todos los aspectos de este proceso. En segundo lugar, existen problemas éticos obvios para restringir calorías en los bebés y en la infancia, o en los adultos, en condiciones experimentales durante un tiempo lo suficientemente largo. ¡Lo bueno es que las sirtuinas emulan los efectos de la restricción de calorías sin producir efectos secundarios negativos!

Come para estimular las sirtuinas

Hasta la fecha se han identificado siete proteínas sirtuinas en el cuerpo humano, cada una actúa de un modo ligeramente distinto. Una manera sencilla de activarlas todos los días es elegir alimentos de la siguiente lista. Todos ellos contienen compuestos que pueden ayudar a estimular tus vías de la longevidad de las sirtuinas.

Alimentos	Compuestos activadores de las sirtuinas
Zumo de uva negra	Resveratrol
Arándano negro	Resveratrol
Arándano rojo	Resveratrol
Zumo de granada	Resveratrol
Cacao en polvo	Resveratrol
Cerezas ácidas en polvo	Resveratrol
Té verde	Galato de epigalocatequina-3
Cúrcuma	Curcumina
Cebollas, especialmente roja	Quercetina
Zumo de manzana	Quercetina
Tomate concentrado	Chalcona
Fresas	Fisetina
Ajo	Alicina

Ingerir estos alimentos, beber zumos y utilizar concentrados en polvo seco-congelado u otros productos congelados te aportará una concentración mucho más elevada de compuestos activadores de las sirtuinas que las frutas o verduras frescas, y hace maravillas en tu aspecto rejuvenecido, en lo bien que te sientes y en alargar tu vida. Estos complejos vegetales se ha demostrado que no sólo activan una variedad de estas magníficas siete sirtuinas, sino muchas de las otras ciento cincuenta vías antiaging que se han descubierto hasta el momento. Es lo mejor de la revolución celular. Tomando una variedad de suplementos concentrados, especialmente escogidos, puedes alcanzar un nivel de rejuvenecimiento de las mitocondrias que verdaderamente te ayude a revertir los efectos del envejecimiento.

Ahora me gustaría concentrarme en tres activadores de las sirtuinas que tienen un efecto considerable e ilustran el poder de esta ciencia espontánea: el resveratrol, el té verde y el ajo. Puedes tomarlos al natural o consumirlos como suplementos, tal como te sugiero al final del capítulo.

1. Resveratrol radical

El resveratrol es un compuesto activador de las sirtuinas que se encuentra en el vino tinto y que podría explicar lo que se conoce como la «paradoja francesa», es decir, que los franceses que toman una dieta cargada de grasas saturadas, curiosamente tienen poca incidencia de enfermedades cardíacas. El resveratrol, uno de los activadores de las sirtuinas más potentes que conocemos hasta ahora, se encuentra en el vino tinto. En marzo de 2013, los investigadores de la Universidad de Harvard descubrieron que era capaz de retrasar el envejecimiento. Esto tiene implicaciones importantes para la longevidad humana.

El resveratrol o trans-3,5,4'-trihidroxistilbeno, es un antioxidante que se encuentra en la piel de muchas frutas, entre ellas los arándanos negros, los cacahuetes, y cuando se come con su fina piel roja con textura de papel, también el ruibarbo. Se encuentra principalmente en la uva negra y en el vino tinto hecho con este tipo de uva. La cantidad de resveratrol del vino varía según el tipo de uva y su país de origen. Los niveles más altos se pueden encontrar en los vinos de países más fríos: el que más tiene es el de Burdeos y los que menos, los de las uvas negras de California. La variedad de uva pinot noir es la que produce más resveratrol, pero la cabernet sauvignon de las regiones más frías y la italiana sangiovese también son muy ricas en este compuesto.

El resveratrol activa la vía antiaging de la sirtuina. Esta vía es una cadena de reacciones bioquímicas, que cuando es activada, retrasa el envejecimiento. Esta estimulación es compleja y parece que necesita resveratrol en su estado puro, con muchos cofactores intactos, como se encuentra en las plantas. En su versión química purificada es mucho menos activo. Es más, cada una de nuestras células contiene una fábrica productora de energía denominada mitocondria y es esencial que su funcionamiento sea óptimo para que vivamos muchos años, tengamos energía y un aspecto joven, y cómo no, el resveratrol estimula la sirtuina que afecta a las mitocondrias que están envejeciendo.

Pero existe un grave problema: el alcohol envejece. Perjudica a nuestro cuerpo en todos los niveles, desde el hígado, hasta la piel y el cerebro. Es estupendo saber que el vaso de vino que te tomas de vez en cuando para relajarte contiene resveratrol, pero no es una solución para todos los días. Tampoco puedes pasarte tomando grandes cantidades sin correr riesgo, para conseguir las dosis suficientes, si realmente deseas conseguir efectos antiaging visibles. Por suerte, el resveratrol se encuentra también en una serie de alimentos y plantas más asequibles y sabrosos; todos ellos se pueden consumir tranquilamente a diario en las dosis necesarias, que te proporcionarán los efectos antienvejecimiento de las sirtuinas.

Puesto que las sirtuinas tienen unos efectos tan potentes y de largo alcance, y que el resveratrol es tan eficaz activando estas extraordinarias enzimas, como puedes imaginar se está produciendo un intenso duelo por ver quién consigue el fármaco de resveratrol más eficaz. Los científicos calculan que el efecto de este fármaco sería ¡el aumento de la esperanza de vida de una persona sana y normal hasta los ciento cincuenta años!

Mientras los activadores de la sirtuina se han convertido en uno de los temas candentes en la cosmecéutica —que son productos cosméticos hechos con ingredientes biológicos tan activos que requieren una categoría especial para ellos—, los resultados obtenidos con el resveratrol purificado han sido bastante decepcionantes. Uno de los problemas con el resveratrol es que se degrada muy deprisa y se metaboliza en una media hora, lo que implica un tiempo de actuación muy corto. Pero si lo ingieres en lugar de aplicártelo, puedes empezar a cosechar sus beneficios a cualquier edad, aunque empieces a tomarlo a la mediana edad y/o lo sumes a una dieta occidental rica en grasas. Siempre que añadas alimentos ricos en resveratrol a tu vida cotidiana, deberías cosechar importantes beneficios antiaging.

2. El espléndido té verde

El té verde es otro potente activador de la sirtuina que tiene múltiples beneficios. El galato de epigalocatequina-3 (EGCG), un componente del té verde, ha demostrado que alarga los telómeros (una parte vital de la célula humana que afecta a nuestra forma de envejecer) de las células del corazón que han sido dañadas. Esto es un descubrimiento extraordinario, puesto que este proceso evita la muerte celular. La EGCG también protege la piel del deterioro ocasionado por los rayos UVB y UVA del sol y protege el colágeno de la degradación debido a la colagenasa, una enzima responsable de la ruptura del colágeno. Los niveles de colagenasa aumentan a medida que nos hacemos mayores, conduciéndonos a la pérdida del colágeno, del espesor de la piel, a la flacidez y a las arrugas. Además la EGCG favorece el crecimiento de folículos pilosos, reduce la acumulación de grasa y estimula la lipolisis en los adipocitos humanos. Simplificando, esto significa que este maravilloso compuesto elimina la grasa de nuestras células adiposas con eficacia y sin riesgo. Mejorará tu salud cardíaca, tu función cerebral y suavizará tu piel. Está demostrado que la EGCG previene la pérdida de masa ósea, previene las caries y nos protege contra todo tipo de cáncer, incluidos la leucemia y el melanoma.

En cuanto al envejecimiento, aquí está lo verdaderamente impresionante: está demostrado que los compuestos de té verde estimulan las mitocondrias o las células de energía, del cerebro, de la piel y de todo el cuerpo. Pueden estimular la función celular y ayudan a que todas nuestras células rejuvenezcan y con ello alargas tu esperanza de vida. En el plano hormonal, los compuestos del té verde reducen la dihidrotestosterona o DHT, una variedad de testosterona que sabemos que aumenta con la edad tanto en hombres como en mujeres. La DHT es la responsable de muchos de los signos de envejecimiento que tanto odiamos las mujeres: pelo fino o calvicie y vello facial indeseable.

3. Ajo El Magnífico

El ajo, injustamente conocido como «el bulbo apestoso», tiene la fama de combatir las infecciones, pero esta planta también activa la SIRT1. Esto significa que protege el corazón, es una fuente de energía, restaura la piel y alarga nuestra esperanza de vida. Una de sus principales propiedades es la de combatir las infecciones. Para vivir muchos años es imprescindible librarnos de las enfermedades infecciosas. El sistema inmunitario se debilita con la edad, a menos que hagamos algo por evitarlo, y muchas personas sucumben a infecciones de pulmón y a gripes que se podrían haber evitado.

✳ Las estrellas de la estimulación de la sirtuina: gotu kola y ginseng

La planta gotu kola (conocida en latín como *Centella asiatica* o *Hydrocotyle asiatica*) también activa la SIRT1 y no tiene efectos secundarios negativos. Se ha demostrado que esta planta protege el cerebro, estimula la producción de colágeno y refuerza los folículos pilosos. El extracto de gotu kola se ha usado tópicamente para estimular los folículos pilosos, curar heridas y aumentar el colágeno durante siglos. Cuando se ingiere, activa las vías de las sirtuinas y tiene un gran potencial antiaging en todo el cuerpo. También ha demostrado ser un gran protector del sistema nervioso, evita la neurotoxicidad inducida por el glutamato, que mata las neuronas del cerebro.

La gotu kola contiene triterpeno ursano o moléculas orgánicas complejas con propiedades anticancerígenas, que también son grandes estimuladoras de la síntesis de colágeno, con o sin vitamina C. Los tripterpenos ursano y muchos otros de sus compuestos importantes hacen de la gotu kola uno de los remedios más eficaces para curar heridas y tratar las arrugas. Funciona tanto si te lo tomas en polvo como si te lo aplicas externamente en infusión o en un extracto mezclado en un aceite base. Puedes tener un aspecto formidable con una piel suave y firme, incluso a una edad en la que las demás tendrán signos de envejecimiento evidentes.

El ursano y otros compuestos relacionados también se encuentran en el aceite de romero. Es el responsable de muchas de las extraordinarias propiedades neuroprotectoras y antiaging de esta planta. Hablaré del romero en el capítulo siguiente, puesto que es el ingrediente principal de una pócima antiaging denominada «Agua de la Reina de Hungría». Lo más importante es que: la naturaleza te simplifica el trabajo mezclando muchos compuestos potentes en una planta y dando a las sustancias naturales muchas propiedades variadas y benéficas. A medida que vayas leyendo sobre estos compuestos, te ruego que disfrutes del hecho de que ¡lo único que has de hacer es tomar gotu kola en polvo o usar algún aceite esencial antiaging, como el romero, mezclado con una crema para estimular las mitocondrias, la síntesis de colágeno y el poder antiaging que necesitas!

La otra planta china que me encanta para la activación de la SIRT1 es el Panax ginseng o ginseng asiático, que en chino se conoce como «ren shen» o raíz con forma de hombre. Es una de las plantas estrella de la fitoterapia china. En un tiempo fue tan importante que hubo guerras por el control de las áreas donde se cultivaba, y se tiene bien merecida su reputación. Entre sus muchas propiedades antiaging, el ginseng es un activador altamente eficaz de las SIRT1 en todas las células de nuestro cuerpo. Esta extraordinaria raíz estimula la función celular, a la vez que aumenta todas las hormonas, especialmente las sexuales, que son esenciales para parecer joven.

TRATAMIENTOS ANTIAGING BIOLÓGICO

Te recomiendo que elijas los tratamientos basándote en la disponibilidad del producto, su coste y tus preferencias personales. Con uno basta para tratar el mecanismo antienvejecimiento, pero dos o más pueden acelerar la mejoría general o mejorar algún problema específico que puedas haber descuidado. Cada uno utiliza un ingrediente de los que hemos hablado en este capítulo. ¡Disfrútalos!

Sirtuina de la fruta: toma algunas de las frutas ricas en resveratrol, de las que he mencionado en este capítulo, cada día. También puedes tomar de cuatro a seis cucharaditas de fruta en polvo que añadirás a tus batidos y yogures.

Gotu kola: toma cuatro cápsulas al día.

Ginseng: toma dos cucharaditas llenas de tintura o seis cápsulas de la planta en polvo diariamente.

Ajo: utilízalo generosamente para cocinar, tómalo crudo y en aliños de ensalada.

Levaduras: disuelve levadura madre para repostería en agua templada y aplícatela directamente sobre la piel a modo de mascarilla, pero evita la zona de los ojos, puesto que esta zona es muy sensible y el preparado con levadura reseca. A mí me gusta usar aceite de coco o de palma roja para hidratar la piel de la cara después de la mascarilla.

2

Fibroblastos, antioxidantes y radicales libres, ¡oh, Dios!

MECANISMO ANTIAGING: estimulación de los fibroblastos.

FINALIDAD: aumentar el colágeno y la elastina.

ESTRELLAS: los aceites esenciales de romero y semillas de eneldo, aceite de coco y de palma roja, avena.

La extraordinaria salud y larga vida de la reina de Hungría son un gran ejemplo de todo lo que podemos conseguir si utilizamos aunque sólo sea una pequeña parte de la filosofía de *Más joven naturalmente*. El alquimista que creó la receta para lo que hoy se conoce mundialmente como Agua de la Reina de Hungría o Agua de Hungría no tenía ningún conocimiento sobre antioxidantes, fibroblastos o disfunción hormonal o celular. Pero utilizó algunos de los principios de este libro cuando acudió a rescatar a la reina y esta obtuvo resultados espectaculares.

Isabel de Polonia, reina de Hungría, murió en 1380 a los setenta y cinco años, que era una edad muy avanzada para aquellos tiempos. El paso de los años le había pasado factura y cuando llamó a su alquimista para que la ayudara, tenía gota, muchas arrugas y andaba encorvada. Un alquimista era básicamente un herbolario que también manejaba un poco el uso de los venenos, aunque su finalidad era transformar en oro metales básicos o baratos. Pero fueron sus conocimientos en plantas medicinales los que le sirvieron para crear el Agua de la Reina de Hungría y la increíble transformación de la reina (de ser una mujer vieja y marchita a parecer más joven y lozana a la edad de setenta) todavía se recuerda hoy en día. Tal fue su atractivo que el joven duque de Lituania, de tan sólo veinticinco años, se enamoró perdidamente de ella y le pidió la mano.

Es increíble que el alquimista supiera hace tanto tiempo lo que la ciencia está demostrando hoy en día: que podemos rejuvenecer extraordinariamente nuestro cuerpo con antioxidantes. El principal ingrediente antioxidante del Agua de la Reina de Hungría es el romero. La valoración que han hecho los científicos de esta planta medicinal mediterránea es que es muy rica en antioxidantes.

En este capítulo trataré el papel de los antioxidantes y de los fibroblastos en el proceso de envejecimiento. Los antioxidantes forman una larga familia biológicamente activa de compuestos con extraordinarios beneficios antiaging. Por esta razón se han utilizado durante siglos, mucho antes de que se acuñara el término *antioxidante*. Pronto verás que los antioxidantes estimulan los fibroblastos envejecidos para fabricar una piel joven y firme gracias a que reavivan el colágeno, la elastina y otros componentes estructurales de la piel. Si tienes la piel fofa y descolgada, los estimuladores de los fibroblastos pueden devolverle su firmeza y aspecto joven.

Conoce el colágeno, el procolágeno y la elastina

El colágeno, la elastina y otros componentes estructurales esenciales para la firmeza de la piel disminuyen con la edad. El colágeno y la elastina son proteínas estructurales y el procolágeno es el precursor del colágeno, es decir, es la proteína que se ha de fabricar primero, antes de que se pueda sintetizar el colágeno. Incrementar los niveles de procolágeno es una buena forma de aumentar los niveles de colágeno. El colágeno aporta a la piel su integridad y firmeza. La piel joven que tiene mucho colágeno es gruesa y firme. El colágeno en una piel joven también es muy regular, está distribuido en un «entramado» simétrico, que también se conoce como matriz. La piel vieja pierde esta simetría, de ahí las diferencias de grosor, los surcos y las líneas de expresión que se marcan cuando la piel se mueve repetidamente, como al hablar o sonreír. La rápida aparición de líneas en la zona de los ojos a partir de los treinta años se debe a la pérdida de colágeno. La elastina también es una proteína estructural. Tal como su nombre indica, aporta elasticidad. Si pellizcas la piel del dorso de tu mano, cuando la sueltas, esta debería regresar a su posición inicial en un segundo. Si se mueve despacio, eso indica que tienes poca elastina. El resultado de la falta de elastina o de flexibilidad provocada por la pérdida de este componente son las arrugas profundas alrededor de los labios, las mandíbulas, el «cuello de pavo» y los pliegues profundos que se forman en la franja nasogeniana.

La fruta amla, también conocida como amalaki, o en latín *Embilica officinalis*, aumenta la producción del procolágeno de la piel e inhibe las perjudiciales metaloproteinasas matriz (enzimas que rompen las proteínas) y produce un marcado engrosamiento de la capa de colágeno casi de la noche a la mañana. Esto significa que cuando una metaloproteinasa es activada, se romperán más proteínas, incluidas el colágeno y la elastina, ambas estructurales, y descenderá su número. El nombre popular de la amla es «grosella espinosa india» y es una de las fuentes más ricas de vitamina C en el mundo. Esta pequeña fruta ha ocupado desde tiempos inmemoriales una posición privilegiada en la medicina ayurveda por ser una de las plantas antiaging más eficaces. El amla también es un gran protector hepático y antiinflamatorio; se usa mucho en los tratamientos para la caída del cabello y para revertir y evitar la pérdida natural del color.

Mediante una compleja interacción de muchos mecanismos bioquímicos beneficiosos, esta planta estimula la síntesis de procolágeno y evita la destrucción del colágeno de la piel que provocan los rayos ultravioleta, por lo que aporta una importante protección contra el fotoenvejecimiento. Se ha demostrado que aumenta el ácido hialurónico, que mantiene la piel suave, blanda y elástica, también aumenta la actividad de las mitocondrias.

En la India, el amla se prepara cocinándolo en aceite de coco, un método que potencia la eficacia de ambos ingredientes. Es otro ejemplo del tipo de sinergia que se produce entre los tomates y el aceite de oliva, esto también lo veremos en este libro. El amla, los tomates, el aceite de oliva y el aceite de coco tienen la propiedad de estimular los fibroblastos, y los efectos del amla y del tomate aumentan cuando se combinan con uno de estos dos aceites. ¿No te parece extraordinario que el aceite de oliva, que es tan fácil de conseguir, estimule los fibroblastos que producen más colágeno?

¿Por qué son importantes los antioxidantes?

El número de antioxidantes en nuestro cuerpo y su actividad momento a momento, cada vez que respiras, te hace parecer más joven o mayor. ¿Recuerdas cuando Neil Young cantaba «Es mejor quemarse que oxidarse»? Con la ayuda de los antioxidantes, ¡tú tampoco te oxidarás!

La esencia de los efectos de los antioxidantes es el oxígeno. Como bien sabrás, necesitamos oxígeno cada segundo de nuestra vida; es una molécula tan vital que no podemos sobrevivir más de tres minutos sin ella. En realidad, el cuerpo humano está compuesto por dos tercios de oxígeno. El oxígeno entra en el cuerpo a través de la nariz y los pulmones, pasa al torrente sanguíneo y a través de él llega a todas y cada una de nuestras células. Esto alimenta la energía celular que usan las mitocondrias, las fábricas de energía que hay en cada célula. La liberación de esa energía es lo que nos mantiene con vida. Esta energía también puede mantenerte joven durante décadas, si sabes cómo favorecer su funcionamiento óptimo en el plano celular.

Aunque el oxígeno es fundamental para la supervivencia, una vez ha cumplido su función de aportarnos energía, se descompone en metabolitos que son excretados. Estos metabolitos son los iones de superóxido, el peróxido de hidrógeno y los radicales de hidróxilo y conjuntamente se les conoce como especies reactivas del oxígeno (ERO). Son los famosos radicales libres.

El oxígeno es una molécula altamente reactiva, lo cual es bueno, porque su reactividad le permite participar en millones de reacciones bioquímicas de tu cuerpo en cada segundo de tu vida. Pero esta misma cualidad es la que hace que cree compuestos altamente reactivos, que son los llamados «radicales libres». Son moléculas con carga eléctrica que van en busca de electrones. Son muy activas y absorben electrones siempre que pueden (de tu colágeno, lípidos de tus membranas celulares o de las proteínas de los músculos del corazón). Normalmente, todo esto está bajo control gracias a que los antioxidantes desactivan estos radicales libres tan dinámicos. Cuando eres joven, el colágeno, las membranas celulares, el músculo cardíaco, y, de hecho, todo tu cuerpo, funcionan como deberían y reparan todo lo que ha de ser reparado. Sintetizan tejido sano y nuevo cuando es necesario. La acción de los radicales libres es eficazmente restringida por los antioxidantes, que realizan funciones esenciales para la vida como la regulación de los genes, la activación celular y otros papeles a nivel de la célula. Con el paso de los años nuestros sistemas naturales antioxidantes pierden eficacia y si no suministramos directamente antioxidantes naturales a la piel o los ingerimos a través de nuestra dieta, envejecemos.

Cuando el cuerpo se satura de radicales libres, las células sufren una condición denominada «estrés oxidativo», que provoca daños celulares. Los vasos sanguíneos se rompen, el músculo cardíaco se debilita y las neuronas pueden morir. Se ha demostrado que el deterioro ocasionado por los radicales libres está presente en mayor o menor medida en todas las enfermedades asociadas a la edad: alzhéimer, parkinson, enfermedades cardiovasculares, diabetes y degeneración macular. Es la causa del deterioro del corazón o del cerebro cuando se restablece la circulación normal después de un accidente cerebrovascular o de una operación. Los daños ocasionados por los radicales libres provocan ceguera y neuropatía diabética, y su estrés oxidativo también es la causa de la flacidez cutánea, de las arrugas y del engrosamiento de la piel que hace que en las personas mayores se formen pliegues permanentes. Cuando el colágeno se ha deteriorado a causa de los radicales libres, forma un entramado rígido e irregular que se traduce en una piel tosca y con líneas.

Lo que llamamos arrugas es en realidad el deterioro que han sufrido el colágeno, la elastina y los lípidos a causa de los radicales libres. Las canas son el resultado de muchos procesos, pero el principal es el deterioro que el radical libre peróxido de hidrógeno ha ocasionado a los melanocitos del pelo. Un hecho fascinante es que el estrógeno, la melatonina, la testosterona y muchas otras hormonas, entre otros muchos de sus atributos, también son antioxidantes altamente eficaces. Esto es un gran ejemplo de la interacción entre la función hormonal y celular, y es una prueba más de que las hormonas son imprescindibles para tener un aspecto joven. Las hormonas sintetizan proteínas vitales y supervisan las funciones básicas, pero también participan en las reacciones bioquímicas protectoras vitales de cada momento.

El deterioro ocasionado por los radicales libres no se debe meramente a procesos biológicos. También tiene lugar cuando estás estresado emocionalmente, que provoca la liberación de las hormonas cortisol y adrenalina, o físicamente, que provoca lesiones en el cuerpo. Las lesiones físicas también suponen la liberación de hormonas del estrés. Actualmente, sabemos que el cortisol, en concreto, produce cambios catastróficos en el cuerpo, envejece y mata células allá donde se encuentre. Provoca una pérdida de las proteínas vitales de la piel multiplicada por diez, sobre todo de colágeno. Los traumatismos físicos, como cabe esperar, son muy nocivos para nuestro cuerpo. Gran parte de este deterioro se produce a través de la formación de radicales libres y el resultado es la muerte celular. Si te das un golpe en la cabeza, se liberan radicales libres en tu cerebro, si te cortas, tienes una infección o te haces un morado, se forman radicales libres. La luz solar, la luz artificial y la contaminación producen un deterioro en tu cuerpo ocasionado por los radicales libres que donde es más visible es en la piel. La producción de radicales libres es la consecuencia necesaria de estar vivo, pero la acumulación de los resultados de la acción descontrolada de los radicales libres se traduce en los signos que asociamos al envejecimiento.

Afortunadamente, podemos evitar y revertir el deterioro que ocasionan los radicales libres, incluida la mala distribución del tono de la piel y las arrugas provocadas por el sol, piel flácida debido a la mala formación de colágeno y elastina, y células rígidas que han sido deterioradas por los peróxidos, un tipo muy común de radicales libres. Cada una de las capas de nuestra piel está expuesta a la acción de los radicales libres. Pero si tienes la cantidad y la gama adecuada de antioxidantes circulando por tu cuerpo, quizá puedas detener el daño o incluso revertirlo.

¿Hasta qué capa puedes llegar?
Los antioxidantes y la piel

Aunque los antioxidantes ayudan a combatir y a revertir el envejecimiento en todo nuestro cuerpo, el deterioro de la piel es la consecuencia más visible y de la que más se lamentan mis clientas. Con la edad, la piel se vuelve más seca, y como ya he dicho antes, esta es una de las causas de las líneas de expresión, especialmente de las patas de gallo. La piel es nuestro órgano más grande, por tanto, es imprescindible que lo mantengamos sano y joven. Su fortaleza no es sólo una cuestión de vanidad, la función dinámica de la piel es muy importante para la curación de las heridas. Por otra parte, es importante que esté en buen estado para poder soportar los constantes asedios a los que está expuesta como capa protectora externa de agentes como el exceso de sol y la contaminación. Los antioxidantes como el té verde y el ginkgo biloba, por ejemplo, son muy populares. Se ha demostrado que cuando se aplican directamente sobre la piel suavizan e hidratan. La mejor forma de hablar sobre la piel es tener en cuenta su estructura y cómo influirá esta en nuestra forma de protegerla de los radicales libres o revertir su deterioro.

La capa más externa de la piel, conocida también como capa córnea o epidermis, está compuesta por una proteína denominada queratina, que es la misma proteína que forma el tallo capilar. La queratina fortalece la piel y el pelo, lo que significa que todo lo que fomenta la producción de queratina, también protege tu piel del deterioro externo del sol y de la contaminación ambiental, a la vez que hace tu pelo resistente a la ruptura. El aceite de coco es una de las formas más eficaces de fortalecer la queratina, puesto que reduce las líneas y las arrugas de la piel y da brillo y elasticidad al pelo. Si has tenido problemas cuando te has querido dejar el pelo largo porque se te rompía al llegar a la altura del hombro, si usas regularmente aceite de coco verás que consigues el brillo, el largo y la salud del cabello de tus sueños.

Debajo de la epidermis está la dermis, un entramado de colágeno y elastina que es el soporte y la estructura de la piel. Esta capa está muy vascularizada y tiene muchos fibroblastos, que sintetizan células de piel nuevas. Una sustancia tópica que estimule los fibroblastos tendrá un gran potencial antiedad para las capas más profundas de la piel. Sin embargo, las compañías de cosmética tienen prohibido fabricar productos que afecten a la dermis y la hipodermis; cualquier sustancia que afecte a la piel por debajo de su capa más superficial se considera fármaco y las cremas que se venden sin receta no pueden hacer publicidad de que tienen esos efectos o esa propiedad. Esta es una ventaja más de usar sustancias naturales. Estas penetran fácilmente la capa superficial de la piel y se adentran en sus capas más profundas. También lo hacen de una forma segura y eficaz, produciendo piel nueva y fresca.

La base de la dermis contiene azúcares, ácido hialurónico, sulfato de condroitina y glucoproteínas, que son una mezcla de moléculas de azúcar y proteínas. Estas moléculas pueden mantener tu piel fresca, elástica e hidratada. La hipodermis forma la capa más profunda de la piel. Contiene adipocitos o células grasas, que mantienen caliente nuestro cuerpo y le dan tanto a este como al rostro un aspecto juvenil y rellenito.

Un dúo dinámico: antioxidantes y fibroblastos

Los antioxidantes tienen la facultad de penetrar en la dermis de la piel y estimular las células denominadas fibroblastos. Los fibroblastos se encuentran en la dermis y su función es sintetizar colágeno, elastina, queratina, glucoproteínas y matriz celular. Son esenciales para curar heridas. Cuando estimulamos los fibroblastos, producen un rápido y visible efecto antiaging. En otras palabras, una sustancia que active los fibroblastos rejuvenece tu piel.

Los fibroblastos se vuelven más lentos con la edad y el resultado es que bajan los niveles de todas esas moléculas que aportan estructura a la piel. De modo que, ya sea porque son más lentos o menos numerosos, los fibroblastos harán que nuestra piel sea menos firme, elástica y flexible. Los antioxidantes son una sustancia importante que puede proteger los fibroblastos y volverlos más activos. Esto significa que cualquier compuesto que llegue a la dermis, que es donde están localizados los fibroblastos y los estimule, tendrá muchas propiedades antiaging. Pueden ayudarte a proteger la piel de los efectos perjudiciales de la luz solar, la contaminación y el envejecimiento.

Probablemente habrás oído hablar o incluso hayas usado cremas que contienen antioxidantes. Te sorprenderá el alcance de sus beneficios. Ahora sabemos que algunos antioxidantes como la vitamina C o la vitamina natural E, cuando se aplican a la superficie de la piel, pueden revertir el deterioro producido por el sol. Esto incluye el deterioro a largo plazo que ha tenido lugar años, incluso décadas antes. Este es un hallazgo revolucionario, puesto que hace tan sólo unos pocos años el deterioro producido por el sol y las arrugas se consideraban irreversibles, e impensable que se pudiera conseguir de un modo tan sencillo como la simple aplicación tópica de aceite de vitamina E. La vitamina E también posee acción estrogénica, que es otro ejemplo más de la interacción entre los efectos celulares y hormonales. Puedes comer y beber los antioxidantes que nutren tu piel, puesto que se encuentran en los arándanos negros, bayas de goji, granada, espinacas, fresas, ciruelas prunas, brécol, cúrcuma y té verde.

Los científicos han realizado estudios para comprobar la seguridad de los antioxidantes sintéticos, pero los naturales siguen estando en el primer puesto. ¿Quiere esto decir que los antioxidantes sintéticos no son seguros? En la última década, más o menos, varios informes han constatado que algunos suplementos de antioxidantes y vitaminas sintéticos, cuando son de uso interno aumentan el desarrollo del cáncer de pulmón y de otros tumores. Hasta el momento estos tres, el betacaroteno, la N-acetilcisteína (NAC) y la vitamina E han estado implicados. Estos estudios confirman que los antioxidantes sintéticos tienen un efecto perjudicial cuando hay tumores, aceleran su crecimiento y los vuelven más agresivos. Una posible explicación podría ser que los radicales libres son tóxicos para los tumores, pero cuando se eliminan o descienden gracias a estos antioxidantes sintéticos, los tumores crecen descontroladamente. Este efecto también se ha observado en otras enfermedades, como las enfermedades cardíacas y otros tipos de cáncer, como el de próstata, y con varios antioxidantes sintéticos, incluidos el betacaroteno y la vitamina E sintéticos. Recomiendo evitar los suplementos sintéticos, puesto que se ha demostrado que son más eficaces en su versión natural, y optar por las plantas medicinales y los alimentos, y las vitaminas y suplementos naturales.

Más de algo bueno: síntesis de fibroblastos

Además del colágeno, los fibroblastos sintetizan muchas otras sustancias antiaging, entre ellas la famosa elastina, una proteína estructural que se está convirtiendo rápidamente en la nueva palabra de moda en el ámbito de los cuidados antiaging de la piel. ¿Por qué? Porque puede devolverle a tu piel la flexibilidad que tenía antes. El número de enzimas que sintetizan la elastina disminuye con los años. Aumentar dicho número es fácil, eficaz y se crea rápidamente una piel juvenil y elástica que tiene el mismo aspecto y conducta que una piel joven. Esto significa que puedes dormir de tu lado favorito sin que se te queden marcados los pliegues de la almohada y apoyarte sobre el borde de la mesa sin que se te forme un surco profundo en el brazo.

El aceite esencial de semillas de eneldo es uno de los estimuladores más eficaces de la síntesis de la elastina, porque activa los fibroblastos de la dermis y aumenta la producción de tropoelastina, el precursor de la elastina. El regaliz también aumenta la producción de elastina de la misma forma, pero no tiene el alcance que tiene el aceite esencial de semillas de eneldo. Todas las sustancias que activan los fibroblastos de la dermis tienen un efecto positivo sobre los niveles de colágeno y de elastina de la piel, pero el eneldo es específico para la elastina y vale la pena destacar sus efectos.

A medida que envejecemos aumentan los niveles de colagenasa y elastinasa, a la vez que desciende la producción de estas proteínas estructurales de la juventud. La colagenasa y la elastinasa son enzimas que rompen el colágeno y la elastina, respectivamente. Por desgracia, con la edad, la síntesis de colágeno y elastina se vuelve más lenta, de modo que es un efecto compuesto. Esto hace que nuestra piel tenga un aspecto viejo y flácido. Por tanto, el objetivo será aumentar el colágeno para que nuestra piel se vuelva más gruesa y fuerte, y aumentar la elastina la hará más esponjosa, flexible y elástica. En la práctica deberías ver un maravilloso efecto en el contorno de los ojos, especialmente si tienes bolsas. El aceite esencial de semillas de eneldo, que siempre se ha de diluir en un aceite base, por ejemplo, el de coco o el de palma roja, favorece la desaparición de las bolsas de los ojos porque frena el proceso que provoca la flacidez.

Otros ingredientes importantes que aumentan la elastina son: el aceite esencial de helicriso, la creatina y el hibisco. El aceite esencial de helicriso, comúnmente conocido como «siempreviva», de la familia del girasol, se está volviendo muy popular y es fácil comprarlo por Internet. Junto con el aceite esencial de semillas de eneldo, el helicriso debería rejuvenecer tu piel. Estimular la elastina produce notables resultados antiaging dondequiera que apliques tu producto estimulador de elastina. Se sabe que en las venas varicosas hay insuficiencia de elastina y que su deficiencia provoca esta patología. Una buena forma de aliviar este antiestético problema es aplicar sobre la zona afectada un tratamiento que contenga aceite esencial de semillas de eneldo o de helicriso. El hibisco también es un gran estimulador de la síntesis de elastina, mucho más que la creatina y el ácido fólico, que son los más recomendados. El único problema con el hibisco es su fuerte color carmesí oscuro. Puedes usarlo para hacer una infusión fuerte y aplicártelo cuando lo necesites, pero tendrás que ser cuidadosa y evitar las salpicaduras, puesto que tiñe la ropa.

Actualmente, se cree que la radiación ultravioleta es la primera causa del envejecimiento facial prematuro, y el deterioro típico ocasionado por dicha exposición se puede revertir con ácido ursólico y ácido asiático. El ácido ursólico, uno de los muchos compuestos beneficiosos del romero, y el ácido asiático, aislado del gotu kola, son tremendamente eficaces para mantener la juventud de tu piel. Se ha demostrado que estos y muchos otros compuestos que se encuentran en las hierbas y plantas medicinales protegen los queratinocitos, es decir, las células responsables de sintetizar la queratina, que hacen que tu piel sea resistente.

Puesto que la estimulación diaria de fibroblastos genera una piel joven y robusta, en la siguiente sección me concentraré en mis estimuladores de fibroblastos favoritos que tendrán su función en el tratamiento personal que te confeccionarás al final de este capítulo: romero, vitaminas E y C, licopenos, avena, aceite de coco y aceite de palma roja.

✳ Estrella de los fibroblastos: romero

El romero es un estimulador muy eficaz de los fibroblastos. Cuando aplicas aceite esencial de romero diluido en una base adecuada sobre la superficie de tu piel, sus ingredientes activos penetran la capa de la dermis y estimulan los fibroblastos para que produzcan colágeno y elastina. El ácido carnósico, otro de los compuestos del romero, tiene grandes propiedades contra el fotoenvejecimiento, es decir, el deterioro asociado con la edad cronológica de la piel, o el envejecimiento ocasionado por el paso del tiempo, como las arrugas, la flacidez y la pigmentación desigual. Esto significa que también nos protege notablemente contra el aumento perjudicial de las metaloproteinasas matriz. Estas últimas son enzimas que rompen el colágeno de la piel cuando está expuesto a la radiación UV y es el proceso subyacente al fotoenvejecimiento, o sea, arrugas, bolsas, pigmentación desigual y piel áspera ocasionadas por la exposición al sol. El ácido carnósico también estimula los queranocitos, o células que producen queratina, la proteína que es tan importante para tener un pelo y una piel fuertes y resistentes. El ácido ursólico también se encuentra en el romero y los estudios han confirmado que es muy eficaz para proteger los fibroblastos de la piel contra el deterioro ocasionado por el sol, puesto que aumenta todas las proteínas esenciales para una piel joven: la queratina, la elastina y el colágeno.

El romero también es muy eficaz porque contiene ácido rosmarínico, un potente antioxidante que posee una extensa gama de propiedades antiaging. Ahora ya no te sorprendará que el ácido rosmarínico estimule la SIRT1 activando una vía de la longevidad muy importante. Como recordarás del capítulo anterior, la SIRT1 es una proteína. También se la conoce como el gen de la longevidad y, cuando es estimulada, puede alargar la esperanza de vida y producir efectos antiaging visibles y muy marcados. El ácido rosmarínico es también un antioxidante que tiene el poder de desactivar los radicales libres, que como hemos visto son la causa del envejecimiento.

Otros antioxidantes y compuestos activos del romero son el carnosol, ácido carnósico, ácido ursólico, ácido cafeico, ácido betulínico y rosmanol. El romero es tan potente que suele usarse como conservante alimentario. El ácido rosmarínico también tiene propiedades ansiolíticas que calman la ansiedad; actúa aumentando los niveles del neurotransmisor inhibidor del ácido gamma-aminobutírico o GABA.

El romero también es bueno para la memoria. En 2013, un estudio realizado por la Universidad de Northumbria demostró que tan sólo el olor del romero mejoraba la memoria en adultos sanos. Hasta Shakespeare conocía este aspecto del romero. En su obra *Hamlet*, Ofelia dice: «Hay romero, es para el recuerdo», y tenía razón. Cuando envejecemos es esencial, por supuesto, ya que la memoria es imprescindible para todo lo que hacemos durante el día. El romero puede ayudarnos a recordar nuestros pensamientos, a organizarnos, a completar las tareas en los momentos precisos, a recordar las razones por las que estamos haciendo algo, y en general, mejora nuestra función cognitiva.

✳ Estrellas de los fibroblastos: vitamina E, vitamina C y licopeno

Las vitaminas E y C y el licopeno también estimulan los fibroblastos. La vitamina E es un antioxidante soluble en grasa muy eficaz que llega muy fácilmente a la dermis. Es un gran inhibidor de las metaloproteinasas matriz porque revierte el deterioro ocasionado por la radiación de los rayos UV. La vitamina C también es muy eficaz. Puede que entre los componentes de algunos preparados para la piel hayas visto que está el licopeno: cuidado. El licopeno, uno de los muchos compuestos del tomate, por sí sólo, no evita el aumento de las metaloproteinasas matriz, ni el daño que ocasiona la radiación de los rayos UV en tu piel. Sin embargo, cuando se le añade vitamina E al preparado para la piel, la combinación de ambos componentes aumenta significativamente la protección contra el fotoenvejecimiento, más que cuando sólo usamos vitamina E. Esto demuestra la sinergia que existe entre ambos. Entre la vitamina E y el betacaroteno, el antioxidante que se encuentra en las zanahorias y espinacas, se produce una interacción igualmente favorable. El betacaroteno, como el licopeno, no es eficaz por sí sólo para protegernos del efecto perjudicial del sol, pero con la vitamina E ¡se produce un extraordinario efecto antiaging! Se ha descubierto que el tomate concentrado se absorbe mejor, y es mucho más eficaz cuando se toma con aceite de oliva, como se suele usar en la cocina mediterránea clásica. Este mismo principio actúa cuando se aplica externamente, mezclándolo con el aceite de oliva, o incluso sólo, como mascarilla facial rápida y refrescante, que te puedes aclarar al cabo de unos pocos minutos. Un momento ideal para este tratamiento es cuando te duchas o tomas un baño.

 ## Estrella de los fibroblastos: avena

La avena también estimula la acción de los fibroblastos. Puede que hayas visto productos que contienen avena cuya formulación está especialmente indicada para la piel irritada. Aunque pueda sorprendernos, el humilde salvado de avena contiene antioxidantes que son muy eficaces para estimular los fibroblastos de la dermis. El salvado de avena ha demostrado proteger significativamente contra el deterioro ocasionado por el peróxido de hidrógeno, un radical libre que está implicado en las causas del encanecimiento del cabello. Los extractos de salvado de avena han demostrado ser eficaces (dependiendo de la dosis) al inhibir los efectos negativos ocasionados por el peróxido de hidrógeno, y se ha ganado su merecida reputación para evitar y curar la irritación. Esto significa que el salvado de avena y sus constituyentes son grandes candidatos para retrasar el envejecimiento.

El peróxido de hidrógeno es un radical libre que causa estragos en la piel, porque produce arrugas y pliegues flácidos y colgantes. Como sus efectos destructivos se parecen a los que provoca la luz solar potente (los rayos del sol producen peróxido de hidrógeno, entre otros radicales libres, en nuestra piel), todo lo que pueda mantener al peróxido de hidrógeno bajo control es bienvenido en esta batalla contra el envejecimiento.

✳ Estrellas de los fibroblastos: aceite de coco, aceite de palma roja y aceite de salvado de arroz

El aceite de coco obra su magia a través de sus propiedades antioxidantes que estimulan los fibroblastos. El aceite de coco ha demostrado su eficacia en muchas enfermedades, incluido el alzhéimer, pero cuando se aplica a las heridas su efecto es alucinante, porque acelera mucho la curación y aumenta la formación favorable de colágeno. Esto implica una reticulación correcta, porque crea una estructura fuerte y resistente para la piel. Este tipo de reticulación se diferencia del proceso desencadenado por la edad, los efectos del sol y la hiperglucemia. Estos factores perjudiciales conducen a la formación de colágeno malo, rígido o defectuoso. Una reticulación saludable del colágeno crea una piel firme y fuerte.

El aceite de palma roja y el aceite de salvado de arroz se están poniendo muy de moda como remedios antiaging para la piel y el cabello. Su fama mundial está justificada. Tienen las propiedades del aceite de coco y de la vitamina E, respectivamente, pero su potencia es mucho mayor. Por otra parte, también son baratos y fáciles de conseguir. Además, el aceite de palma roja y el de salvado de arroz son fuentes especialmente ricas de tocotrienoles, compuestos que están relacionados con la vitamina E, pero que tienen una acción mucho mayor en el cuerpo humano. La vitamina E es espectacular eliminando los radicales libres cuando se aplica sobre la piel y ¡los tocotrienoles ensalzan el efecto de esta increíble vitamina! Cuando aplicamos aceite de palma roja o de salvado de arroz sobre una piel dañada por el peróxido de hidrógeno, la protegen y favorecen la síntesis de colágeno, compensando la tremenda disminución en la producción y en los niveles de colágeno producida por la exposición solar.

TRATAMIENTOS ANTIAGING BIOLÓGICO

Te recomiendo que elijas los tratamientos basándote en la disponibilidad del producto, su coste y tus preferencias personales. Con uno basta para tratar el mecanismo antienvejecimiento, pero dos o más pueden acelerar la mejoría general o tratar algún problema específico que puedas haber descuidado. Cada uno utiliza un ingrediente de los que hemos hablado en este capítulo. ¡Disfrútalos!

Aceite de palma roja con aceites esenciales de romero, eucalipto y semillas de eneldo: mezcla 30 gotas de cada uno en 100 gramos de aceite de palma roja. Puedes sustituir el aceite de palma por aceite de coco para evitar el color rojo sobre tu rostro y tu cuerpo. El aceite de coco aumenta el colágeno y la elastina.

Avena: Aveeno es un producto comercial muy bueno a base de avena. También puedes triturar de 100 a 250 gramos de copos de avena y pulverizarlos. Guárdalos en un frasco en el baño y usa un poco cada vez que te des un baño; es un gran exfoliante y estimulador de los fibroblastos. Para evitar atascos en el desagüe de la bañera pon los copos o la avena en polvo en un calcetín, átalo bien, remuévelo bastante en el agua caliente, luego exprímelo y báñate.

3

Proteosomas potentes para la piel y el cuerpo

MECANISMO ANTIAGING: activación de los proteosomas.

FINALIDAD: romper las proteínas viejas y aclarar la piel.

ESTRELLAS: brécol, col rizada, cebollas, corteza de encina, vitamina C con glicerina.

A la mayoría de personas no nos gusta que nos digan que actuemos de acuerdo con nuestra edad, pero ¿y si tuviéramos una piel que actuara de forma inmadura? ¡Si me lo preguntas a mí, eso sería fantástico! A fin de cuentas, una piel que no aparenta su edad es que cuenta con un sistema de reparación muy eficaz, así que un arañazo o una herida se curarán enseguida sin dejar cicatriz; tendrá una rápida renovación celular que producirá un rejuvenecimiento radiante propio de la infancia; además, será flexible y estará hidratada, por lo que no se arrugará ni descolgará.

Los proteosomas son la respuesta para conseguir que la piel vuelva a actuar de forma inmadura, y se encuentran en todas las células de nuestro cuerpo. Rompen y eliminan las proteínas viejas para dejar sitio para las nuevas, proceso que da como resultado una piel fresca, clara y juvenil. Puesto que los proteosomas se vuelven más perezosos con la edad, la acumulación de células viejas vuelve la piel cetrina y áspera. Pero si puedes activar los proteosomas mejorarás el tono y la textura de tu piel, y si todavía eres joven, recibirás la recompensa de tener una piel clara, sin problemas, que resistirá a las arrugas, la mala pigmentación, la sequedad y la aspereza. Y aunque en este capítulo no me extenderé demasiado en este tema, la activación de los proteosomas mejora algo más que tu aspecto. En un grupo de centenarias, las más activas *y* las que parecían más jóvenes eran las que tenían los proteosomas más activos. Eso se debe a que los proteosomas afectan a nuestra longevidad en todas las células de nuestro cuerpo. Cuando se activan eliminan los desechos celulares y mantienen la función celular a niveles óptimos por todo el cuerpo, y como cabía esperar, donde más se nota es en la piel. En este capítulo aprenderás a activar tus proteosomas para que rompan las proteínas viejas y te aclaren la piel desde dentro.

¿Qué es un proteosoma?

Los proteosomas están implicados en la rotura de proteínas viejas o defectuosas. Uno de los signos más evidentes del envejecimiento de la piel y del envejecimiento en general es la propia «ruptura». Es decir, la ruptura de la elastina y el colágeno, la atrofia muscular y la ruptura de la comunicación intercelular. Pero la ruptura (denominada también «catabolismo») no es mala. Es cierto que una ruptura excesiva hace que la piel cuelgue y parezca más vieja, pero cuando la ruptura de proteínas es insuficiente, se vuelve cetrina, apagada, áspera y gruesa. Así que si se rompe demasiado colágeno o elastina y no se repone, se vuelve más frágil, más fina y pierde mucha resistencia elástica. Pero si el colágeno, la elastina y otras proteínas no se rompen regularmente, se crea una acumulación que hace que la piel se vuelva más gruesa y, al final, esto produce una pérdida de su capacidad de recuperación, que es la causa de las líneas de expresión profundas, los pliegues y la flacidez, cuyas zonas más visibles son la mandíbula y el cuello. En el capítulo anterior he mencionado que una piel joven y elástica es el resultado de la actividad intensa de los fibroblastos, que producen la cantidad correcta de colágeno y elastina y otros componentes estructurales. Los proteosomas ayudan a limpiar los desechos celulares no deseados (proteínas viejas y deterioradas, por ejemplo) cuando no cumplen bien su función colapsan los mecanismos celulares y reducen la velocidad de los procesos químicos biológicos, es decir, produciendo lo que denominamos envejecimiento. Esto equivale a decir piel cetrina, flácida y arrugas.

El buen equilibrio entre la síntesis y el catabolismo está bajo el control de una extensa variedad de enzimas y tiene lugar en todas las células de nuestro cuerpo, en cada instante de nuestra vida. El mero acto de respirar genera productos de desecho en cada una de nuestras células que se han de eliminar de manera eficaz y regular. Cuando comemos, nuestro cuerpo utiliza aminoácidos, azúcares y grasas para fabricar tejido nuevo, pero de igual importancia es que limpie y elimine correctamente o recicle los desechos de los aminoácidos, azúcares y grasas que han quedado de los procesos químicos anteriores. Un cuerpo cronológicamente joven lleva a cabo estas dos funciones opuestas, anabolismo (la generación de tejido nuevo) y catabolismo (ruptura), con toda precisión, eficacia y equilibrio. Un cuerpo cronológicamente viejo necesita un poco de ayuda de los proteosomas.

La actividad de los proteosomas está muy vinculada al envejecimiento a nivel celular, implica una interacción entre las mitocondrias, las fábricas de energía de la célula, y los proteosomas, que son los responsables de limpiar las proteínas viejas o defectuosas. Cuando disminuye la actividad proteosomática, como sucede con la edad, por ejemplo, esto conduce a una disminución de la función mitocondrial. A la inversa, el aumento de la actividad proteosomática también estimulará las mitocondrias. Esto es una gran noticia para el antiaging, puesto que nos proporciona otra forma sencilla de generar juventud celular. ¡Lo único que has de hacer es comer a diario alimentos y plantas que estimulen la actividad proteosomática!

Aunque la actividad de los proteosomas es más visible en la piel, sus efectos en el resto del cuerpo son de mucho mayor alcance. Los proteosomas no están directamente relacionados con la producción de energía dentro de la célula, pero cualquier cosa que reduzca el funcionamiento celular óptimo acabará provocando una pérdida general de la eficacia y, por consiguiente, retrasará todavía más la producción de energía. Esto significa que las células producen menos energía, hecho que percibiremos como fatiga. Además, la actividad de los proteosomas está íntimamente relacionada con el envejecimiento a nivel celular, conlleva una interacción entre las mitocondrias y los proteosomas. Cuando desciende la actividad de los proteosomas, como sucede con la edad, por ejemplo, esto conduce a la disminución de la función mitocondrial. A la inversa, si aumenta la actividad de los proteosomas también estimulará la de las mitocondrias.

Si contemplamos el envejecimiento de la manera más simple, se puede considerar como el proceso mediante el cual nuestro organismo se vuelve más lento, es decir, la falta de energía celular y la falta de energía de las glándulas productoras de hormonas, como los ovarios. *Energía* es la palabra que mejor describe lo que tienen los niños y lo que les falta a los mayores: en sus cuerpos, músculos, ojos, pelo, mentes, donde sea. Y cuando les pregunto a mis pacientes mayores qué es lo que más añoran de su juventud, la palabra que más suelo escuchar es *energía*. Tienen experiencia y sueños. Pero sin energía no les sirven para nada. ¡Y no tiene ningún sentido aparentar ser más joven si lo único que deseas es dormir! Por suerte, al restaurar la función celular y hormonal, automáticamente recobras un estado de juventud vibrante y de funcionamiento energético, que se traduce en felicidad, fuerza, actitud positiva y optimismo, todas ellas cualidades asociadas a la juventud. Estas regresan de inmediato cuando las funciones celular y hormonal recobran su rendimiento de la juventud en todos los aspectos de tu vida, devolviendo la «juventud» a tus vías celulares y hormonales.

Volvamos a los proteosomas. Una de las proteínas que menos energía tiene cuando envejecemos es la poli [ADP-ribosa] polimerasa 1 o PARP-1, que es una proteína que se encuentra en el núcleo de nuestras células y que está muy implicada en mantener joven la función de renovación celular. A medida que nos vamos haciendo mayores esta proteína realiza su tarea cada vez más despacio. Cuando la PARP-1 está activa, la piel crea células nuevas y frescas cada día. Los fibroblastos producen colágeno y elastina en abundancia, y otros componentes estructurales vitales de la piel, manteniéndola joven.

La PARP-1 es sólo una de las proteínas que activan los proteosomas y que les permiten actuar como cuando eras joven. Cuando trabajan a máximo rendimiento, no sólo degradan y eliminan eficientemente todas las proteínas defectuosas y viejas, sino que las proteínas sintetizadas también son muy resistentes a la mutación del ADN y al ataque de los radicales libres. ¡Todas tus células alcanzan su máxima esperanza de vida!

El «peeling» decisivo:
los activadores de los proteosomas

Los proteosomas mantienen joven nuestra piel y nuestro cuerpo realizando el equivalente a un peeling químico de dentro hacia afuera. Estimularlos hace que tu piel, concretamente, se sienta como nueva y vuelva a ser inmadura. Unos proteosomas activos y sanos son de vital importancia para combatir todos los aspectos del envejecimiento, incluidas las enfermedades del corazón y del cerebro. Y en cuanto a tu piel, las sustancias naturales que activan los proteosomas hacen que actúe, bueno, pues exactamente como lo haría la de una joven, manteniéndose fresca y radiante. Lo único que has de hacer es conseguir que se revele esta nueva piel y activar los procesos que te garantizan que seguirá reluciente y vibrante en las próximas décadas.

Estoy segura de que has oído hablar de los peelings químicos. Ha habido versiones de este tratamiento desde que las mujeres han deseado parecer más jóvenes y no faltan motivos para ello. Eliminar la acumulación de los desechos celulares que taponan la superficie de la piel que envejece es una de las formas más rápidas de parecer más joven. Los peelings químicos son más invasivos y, aunque el proceso pueda durar sólo unos minutos, ocasionará graves daños en la piel y tardará semanas en recuperarse. Se harán costras y cuando estas se caigan, aparecerá la piel fresca y nueva. Esta nueva piel es, y seguirá siendo, extraordinariamente sensible a los efectos de la radiación solar, lo que implica que deberás cubrirte y no salir a la calle en horas solares o estar a la sombra durante mucho tiempo. La nueva piel que aparece después de un peeling químico es más fina y frágil que la normal.

Una piel verdaderamente joven, como la de un niño o niña, no es fina. Puede ser sensible, pero no es frágil. Está sana y robusta. Esto es un gran logro celular y se consigue estimulando la actividad de los proteosomas que están envejeciendo para que se comporten como lo hacían antes.

Se ha demostrado que hay varios compuestos naturales que consiguen esta extraordinaria hazaña, entre ellos el resveratrol, que vimos en el capítulo 1, y la quercetina, un compuesto que en primer lugar se aisló de la corteza de encina (*Quercus* es el nombre en latín). La corteza de encina se utiliza en la fitoterapia tradicional como astringente, es una planta que tensa los tejidos sueltos y flácidos, como las encías inflamadas y esponjosas o las venas varicosas retorcidas.

Come para activar los proteosomas

Una forma sencilla de activar tus proteosomas cada día es tomar alimentos de la lista que viene a continuación, y asegurarte de que consumes al menos uno al día. Todos estos alimentos tienen compuestos que deberían estimular las vías de las sirtuinas de la longevidad. Hay muchas sustancias naturales eficaces que estimulan los proteosomas, como el sulforafano, del brécol. ¡Has de sentir los resultados y verlos en cuanto te mires al espejo!

Alimentos	Compuestos activadores de los proteosomas
Brécol	Sulforafano
Coles de Bruselas	Sulforafano
Aceite de oliva	Oleuropeína
Aceitunas	Oleuropeína
Hoja de olivo	Oleuropeína
Repollo	Sulforafano
Col rizada	Sulforafano

De todos ellos, el aceite de oliva, la hoja del olivo y las aceitunas son especialmente importantes. Son grandes activadores de los proteosomas. Esta es una de las razones por las que me gusta recomendar cremas con una base de aceite de oliva para tener una piel más fresca y juvenil. Cada vez que usas el preparado con aceite de oliva, las células de tu piel experimentan una verdadera reparación del ADN, y las proteges del estrés oxidativo. La oleuropeína es el componente que actúa en este caso. Es un compuesto activador del proteosoma que ha sido aislado de las aceitunas, del aceite de oliva y de la hoja de olivo. Puede que no hayas oído hablar de la hoja de olivo, aunque es muy eficaz contra la gripe y también ayuda a bajar la presión sanguínea. Puedes encontrar cápsulas de hoja de olivo en tu tienda de productos naturales. Si quieres tomarla como suplemento, sigue las instrucciones del frasco. Para activar los proteosomas de tu piel, te aconsejo que te apliques aceite de oliva virgen extra sobre la piel. También te lo puedes poner en el pelo antes de lavártelo como acondicionador de prelavado. Si eres rubia oscura, te ayudará a aclarar el color al menos en unos cuantos tonos y te lo dejará más brillante, ¡así que es un beneficio añadido! No afectará a la tonalidad del cabello de color oscuro de un modo visible. La activación de los proteosomas pertenece en gran medida a la dieta mediterránea, que suele estar relacionada con la longevidad. Las investigaciones han demostrado que cuanto más aceite de oliva consumimos aumenta nuestra salud y nuestra longevidad.

Ten en cuenta los productos que contienen proteosomas para tu consumo habitual

Los tratamientos para la piel que activan los proteosomas que puedes comprar por Internet, en tu tienda de productos naturales, en tu farmacia o en una tienda de cosmética son cada vez más populares. Se está empezando a ver extracto de brécol en los tratamientos faciales, como encontramos también aceite de oliva. La empresa de cosmética Korres ha sido la primera en usar quercetina para activar los proteosomas de la piel, y se ha demostrado que sus productos aumentan el colágeno y la elastina. La quercetina es un componente que se encuentra también en la cebolla roja, el té, los arándanos negros, arándanos rojos, brécol, eneldo y alcaparras, y está confirmado que aumentan la actividad de los proteosomas de la piel cuando se aplica externamente, si es que prefieres hacértelo tú misma. Puede que te resulte difícil utilizar estos productos directamente sobre la piel; no obstante, por ese motivo te interesará encontrar una crema que contenga extractos activos de estos alimentos.

TRATAMIENTOS ANTIAGING BIOLÓGICO

Te recomiendo que elijas los tratamientos basándote en la disponibilidad del producto, su coste y tus preferencias personales. Con uno basta para tratar el mecanismo antienvejecimiento, pero dos o más pueden acelerar la mejoría general o tratar algún problema específico que puedas haber descuidado. Cada uno utiliza un ingrediente de los que hemos hablado en este capítulo. ¡Disfrútalos!

Alimentos que estimulan los proteosomas: come una ración de 115 gramos de brécol, repollo o coles de Bruselas cada día.

Aceite de oliva: echa 500 mililitros de aceite de oliva en una olla, añade 100 gramos de corteza de encina (en polvo o a trozos), dale un primer hervor (¡mucho cuidado!), y luego déjalo a fuego lento durante treinta minutos. Déjalo enfriar, cuélalo, etiquétalo y embotéllalo. Este aceite tiene la extraordinaria propiedad de hacer desaparecer las bolsas de los ojos y las ojeras negras desde la primera aplicación. El resto de tu cara y cuello te recompensará con un aumento de su firmeza casi instantáneo, un tono de piel más bonito y un frescor juvenil. Si lo prefieres, puedes tomar cuatro cucharaditas de aceite de oliva o un puñado de aceitunas todos los días.

Aceite esencial de semillas de eneldo: en el capítulo 2 hemos visto que este aceite estimula la actividad de los fibroblastos para producir elastina, así que podemos usar el preparado con aceite de palma que vimos para conseguir todos los efectos de la quercetina y estimular así la actividad de los proteosomas. El aceite de palma roja estabiliza los proteosomas, así que puedes utilizar el preparado tal como he expuesto en el capítulo 2. Si tienes tendencia a que se te hinchen las bolsas de debajo de los ojos, te recomiendo el aceite de coco. De todos los aceites que he probado, es el único que estimula los proteosomas del hígado. Puedes usar aceite de coco debajo de los ojos sin riesgo alguno, incluso por la noche, y verás cómo te desaparecen las bolsas y las ojeras negras. El aceite de coco no suele provocar erupciones, aunque tengas tendencia al acné, así que es un beneficio más. Si le añades aceite esencial de semillas de eneldo (30-100 gotas por 100 mililitros de aceite de coco), la delicada piel de alrededor de tus ojos, del resto de tu cara y de tu cuello debería mejorar notablemente en tan sólo unos pocos días. ¡Utiliza esta fórmula en tus senos y verás cómo recuperan firmeza! Hablaremos más de la firmeza de los senos y del resto del cuerpo en los siguientes capítulos.

Sérum de vitamina C: disuelve cuatro cucharaditas de ácido ascórbico puro en polvo en una cantidad de agua suficiente como para que se disuelva del todo (un cuarto de un vaso de agua bastará), luego añade esta solución a 100 mililitros de glicerina y agítalo todo enérgicamente. ¡Y ya está! ¡Ya tienes tu sérum de vitamina C activador de los proteosomas listo para usar! Agítalo antes de aplicarlo, pero no es necesario que lo conserves en la nevera; te aguantará unas cuantas semanas en el cuarto de baño si no lo expones a la luz solar. Puedes adaptar tu dosis de vitamina C a tus necesidades, reduciendo la cantidad si tienes una piel sensible o aumentándola si necesitas un aclaramiento y refinamiento más intenso.

4

Llega el sol,
¡dale la bienvenida!

MECANISMO ANTIAGING: revertir y prevenir el envejecimiento de la piel provocado por la exposición al sol.

FINALIDAD: eliminar las arrugas, la falta de homogeneidad en la pigmentación de la piel y la flacidez.

ESTRELLAS: aceite de palma roja, tomate concentrado, aceite de salvado de arroz, gelatina, escualeno, aloe vera y miel.

Puede que esto te horrorice, pero las cremas de protección solar no ofrecen una protección total contra el deterioro que ocasiona el sol, no importa cuál sea su presentación, ni su SPF, ni la frecuencia con la que te la aplicas. Para una protección solar completa y para revertir los daños ocasionados, has de protegerte a nivel celular.

Los efectos negativos de la radiación solar o el fotoenvejecimiento se deben a los rayos UVA y UVB, pero también, según han demostrado las investigaciones más recientes, a la luz visible. Este deterioro envejece todas las partes del cuerpo, el colágeno de la piel e incluso aumenta el riesgo de desarrollar cáncer de piel y metástasis. Los mecanismos celulares de defensa naturales que nos protegen de los daños del sol disminuyen con la edad. Esta es una de las razones por las que

las personas que no usan una protección adicional son más suscepti-
bles al cáncer de piel cuando se hacen mayores. En este capítulo te
enseñaré que con sustancias naturales y seguras puedes proteger tu
piel de los efectos del sol, reparar el deterioro existente e incluso prevenir los peligrosos cambios cancerígenos que ahora se asocian a tomar el sol.

Ha llegado el momento de dejar de temer al sol y verlo como la
fuente de energía y vida esencial que en realidad es.

Los hechos del fotoenvejecimiento

El deterioro ocasionado por el sol, conocido también como fotoenvejecimiento, es provocado por la luz ultravioleta, que en realidad es
radiación electromagnética. Aunque la luz cumple con varios fines
evidentes para nosotros y para el universo, los daños que ocasiona a tu
cuerpo pueden envejecerte por todas partes, desde atacar a tu colágeno hasta incrementar tu riesgo de cáncer de piel o metástasis.

Los rayos UVA y UVB tienen diferentes longitudes de onda y penetran la piel a diferentes niveles. No hay protectores solares que pro-
tejan completamente de los rayos UVB, y los que contienen filtros
UVA sólo proporcionan una protección parcial, aunque las investigaciones recientes confirman que los rayos UVA penetran a niveles más
profundos de la piel y son mucho más perjudiciales que los UVB.
Además, los datos indican que las cremas solares están asociadas a
una *mayor* incidencia de melanomas, el peligroso cáncer de piel que
provocan los rayos ultravioleta. Todavía no se ha aclarado si esta relación es causativa o si se debe a algún factor todavía desconocido. Pero
para mí existen dos teorías posibles. En primer lugar, cuando las cremas solares filtran los rayos UVB, lo que en realidad hacen es bloquear la formación de vitamina D en la piel, hecho que podría explicar el creciente número de personas con deficiencia de vitamina D,
que puede conducir al riesgo de aumento de varias enfermedades. En
segundo lugar, algunos de los agentes que se usan para filtrar la luz

UV pueden ser perjudiciales y posiblemente cancerosos. Por este motivo, te aconsejo que evites las cremas solares que contengan estos ingredientes: titanio micronizado, nanopartículas de óxido de zinc, octocrileno, octilmetoxicinamato y benzofenona-3.

Los mecanismos de defensa celulares naturales que protegen nuestra piel contra los efectos del sol también disminuyen con la edad. Esta es una de las razones por la que las personas que no usan protección adicional son más propensas a desarrollar cáncer de piel cuando se hacen mayores. El envejecimiento y la exposición al sol provocan un gran perjuicio en la piel y en todo el cuerpo. Afortunadamente, las sustancias naturales pueden evitar todos estos cambios nocivos.

Cuatro mecanismos
de los daños ocasionados por el sol

Para entender los daños ocasionados por el sol (desde una piel muy envejecida hasta reacciones peligrosas en el cuerpo humano), primero has de conocer los cuatro tipos principales de lesiones:

• *Dímeros de pirimidina:* la luz solar genera la formación de tiamina y de dímeros de pirimidina, unos radicales libres muy activos y peligrosos que atacan a las hebras de nuestro ADN y producen deterioro genético y cambios cancerosos.

• *Radicales libres:* la luz solar genera especies reactivas de oxígeno (ERO), es decir, radicales libres muy peligrosos. Esto deteriora el ADN, destruye el colágeno y puede provocar cáncer.

• *Metaloproteinasas:* la luz solar activa las metaloproteinasas matriz, que rompen el colágeno y la elastina que se manifiestan como piel flácida y colgante y arrugas. Las metaloproteinasas también están implicadas en la metástasis del cáncer. Las investigaciones más recientes han confirmado que el romero previene el aumento de la metaloproteinasa-1 matriz (MMP-1) en la piel expuesta al sol. El carnosol se encuentra en altas concentraciones en el aceite de romero, también tiene propiedades estrogénicas, que ensalzan su eficacia contra el envejecimiento de la piel.

• *Glicación:* los rayos solares producen PGA o productos finales de glicación avanzada. Los PGA se forman cuando una molécula de azúcar se une a una proteína. Esto genera una piel gruesa y oscurecida, como la de un pavo asado, debido a la falta de elasticidad de las moléculas. Cuando está afectado el colágeno, esto provoca arrugas, aunque los daños se pueden producir en cualquier parte del cuerpo. El cristalino es especialmente vulnerable a los PGA. Las proteínas del cristalino se enturbian cuando son dañadas por la glicación, esta es la causa de las cataratas. Comer azúcar también aumenta la glicación y hace que tu piel se queme más fácilmente.

La delicia del sol: los beneficios de la luz solar y de la vitamina D

Aunque la exposición a la luz solar tiene sus riesgos, tampoco es una buena idea evitarla, porque es necesaria para gozar de buena salud. Según un estudio reciente, la luz solar produce monóxido de nitrógeno, una molécula esencial que dilata los vasos sanguíneos y mejora la circulación sanguínea, hecho que beneficia a la presión arterial. Nuestro ciclo circadiano también depende de la luz solar. El ritmo diario de luz y oscuridad, preferiblemente desde la luz solar brillante hasta la noche, es esencial para que la glándula pineal produzca melatonina. La melatonina afecta al sueño, por supuesto, pero también es vital para la ovulación y la fertilidad y para muchas otras funciones celulares y hormonales; esto hace que influya en nuestro estado de ánimo y nivel de energía. Quizá lo más destacado sea que la luz solar reacciona sobre nuestra piel creando vitamina D, una vitamina cuyos beneficios para la salud son muy extensos, entre los que se encuentra la reducción del riesgo de padecer ataques al corazón, diabetes y esclerosis múltiple. La vitamina D activada es uno de los inhibidores del crecimiento de células cancerosas más potentes, estimula al páncreas para que fabrique insulina, mejora la salud dental, favorece el tono muscular, elimina las migrañas y regula el sistema inmunitario, estos son algunos de sus beneficios.

El factor de la vitamina D es de suma importancia para el tema del envejecimiento celular y hormonal, porque esta vitamina cuenta con una combinación definitiva de efectos celulares y hormonales. Participa en la formación de hormonas sexuales y protege contra el cáncer evitando la proliferación de células cancerosas (la división celular descontrolada). Esto convierte a esta vitamina en un poderoso aliado contra todo tipo de cánceres, incluido el melanoma. Favorece la absorción de calcio en los huesos y hace que los ovarios sean sensibles al estrógeno, para que este pueda realizar sus funciones. Sin los niveles adecuados de vitamina D, los ovarios de una mujer no responderán al estrógeno, aunque sus niveles circulantes sean normales. De este modo, hace que el estrógeno sea más eficaz en las mujeres. Puesto que la vitamina D que se forma de un modo natural en tu cuerpo es superior a la que compras en la farmacia, y elimina rápidamente su deficiencia, es muy aconsejable exponerse al sol media hora cada día, pero es importante que la piel esté un poco aceitosa, ya sea aplicando tópicamente un aceite vegetal de buena calidad como el de palma roja, ingiriéndolo, o simplemente asegurándonos de que la piel no está desprovista de sus aceites naturales. Los aceites naturales no refinados poseen una extraordinaria acción antioxidante, que significa que tu piel debería estar protegida de las quemaduras solares. No se fabrica vitamina D si la piel no tiene aceite. Recomiendo tomar suplementos de vitamina D en invierno y en otoño cuando el sol es escaso y está bajo.

Me encanta el efecto de la vitamina D para protegernos del sol y sus efectos para remediar los daños que pueda habernos ocasionado. Por una parte, nos ayuda a prevenir el deterioro del ADN ocasionado por los dímeros de pirimidina, los peligrosos radicales libres que he mencionado antes. Puede aliviar las quemaduras provocadas por el sol y evitar que las metaloproteinasas rompan el colágeno, provocando arrugas y piel descolgada. Y ayuda a prevenir cánceres relacionados con el sol, como el melanoma. El único «inconveniente» es que la vitamina D tarda tiempo en sintetizarse en la piel, pero puedes acelerarlo consumiendo aceite de oliva o aplicándote una fina capa de un aceite apropiado, que puedes elegir entre los que recomiendo en este libro, antes de exponerte al sol.

Bloquea los efectos nocivos del sol pero conserva sus beneficios

Dicho esto, una buena protección solar bloquearía sus efectos nocivos pero mantendría sus beneficios, ¿verdad? Bueno, pues eso es exactamente lo que te ayudaré a hacer previniendo y revertiendo el fotoenvejecimiento. Una buena protección solar evitará todos los efectos nocivos del sol, incluidos todos los aspectos del fotoenvejecimiento desde la pigmentación desigual, las manchas oscuras, la piel arrugada, flácida y el cáncer. Te permitirá beneficiarte del sol cosechando los beneficios antiaging, desde una sencilla relajación hasta una buena salud cardíaca, la síntesis de la vitamina D y la salud hormonal.

Ahora me gustaría que viéramos las sustancias naturales con grandes propiedades biológicas, que se pueden comer, tomar como suplementos o aplicar externamente para cumplir su función. Pueden ayudar a evitar, frenar o revertir todos los efectos nocivos de la luz solar sobre tu piel, aunque ya padezcas dichos efectos en forma de arrugas, pérdida de uniformidad en la coloración y/o pérdida de grosor de la piel.

✳ Estrella de la protección solar: escualeno

El escualeno es un compuesto que hizo posible la vida en la Tierra en un tiempo en el que la superficie del planeta tenía una temperatura como para hervir agua. Las bacterias son una de las formas de vida más primitivas, y el escualeno las protegió, e incluso las ayudó a medrar, en un planeta donde hacía un calor extremo y hostil. Las bacterias fueron evolucionando gradualmente hasta convertirse en plantas verdes y, posteriormente, en formas de vida multicelular, incluidos los animales. Sin escualeno la vida vegetal emergente se habría calcinado, e igualmente, el escualeno puede protegerte de los efectos del sol.

El escualeno es un isoprenoide, un miembro de una gran familia de sustancias químicas que se encuentra en todos los seres vivos. Los isoprenoides son lípidos, es decir, grasa. Se encuentran en la canela, el romero, la cúrcuma y el jengibre, pero las fuentes más ricas de escualeno son el aceite de amaranto, de oliva, de salvado de arroz, de palma roja y de hígado de tiburón. En realidad, la palabra escualeno procede del término latino para el gran tiburón blanco, *Squalus carcharias*, por esta misma razón. En los últimos años, los isoprenoides se han popularizado como moléculas nutrientes con impresionantes propiedades bioactivas, especialmente eficaces para estimular el crecimiento y la proliferación celular. Actúan indicando las vías, esto significa que pueden protegerte contra la disfunción celular, incluida la formación de cáncer en sus primeras etapas. Puesto que el escualeno es uno de los isoprenoides más eficaces y fáciles de usar, sus efectos en la función celular lo hacen superior a cualquier otro protector solar del mundo. Te recuerdo que el escualeno no actúa intentando bloquear los rayos ultravioleta ni ningún otro tipo de radiación. Simplemente neutraliza la radiación (tanto si es UVA, UVB o luz visible), porque te protege a nivel celular.

El escualeno también puede tener impresionantes efectos protectores contra la formación de radicales libres, sobre todo contra los radicales libres de los lípidos (grasas), que crean signos visibles e internos de envejecimiento. Su efecto mejora cuando se combina con la vitamina E natural. El escualeno no consigue su efecto antiaging y fotoprotector bloqueando los rayos solares, sino previniendo sus efectos nocivos. Todos tenemos escualeno en la piel y es el lípido protector básico.

El escualeno es mejor combinarlo con vitamina E para potenciar su efecto de protección solar. El escualeno de oliva se comercializa con tocoferol, o simplemente puedes conseguir un buen aceite natural de vitamina E y mezclarlo con el escualeno de oliva en una botella para conseguir la máxima protección. El escualeno y la vitamina E son tus principales barreras de protección contra la formación de peróxidos lipídicos, que se forman cuando se oxidan las grasas debido a la luz solar o a la contaminación, incluido el humo del tabaco. Es evidente que los efectos del sol y el envejecimiento tienen mucho en común y afectan a los mismos mecanismos celulares, provocando disfunción y declive. Si corriges uno, en este caso los efectos del sol, también corregirás el otro, la edad cronológica. El riesgo de cáncer también disminuye notablemente.

Las mujeres somos más vulnerables a los peligros de la peroxidación lipídica que los hombres, por tanto, el escualeno y la vitamina E son especialmente útiles para nosotras. Las mujeres no sólo necesitamos más grasas y ácidos grasos en nuestra dieta que los hombres para mantener una función hormonal óptima, sino que nuestros cuerpos crean radicales libres con más facilidad. Esto aumenta el riesgo de desarrollar cáncer, incluido el de mama. Los estrógenos (hay de varios tipos) están muy implicados en el aumento de esta vulnerabilidad, y si no cuentan con la protección adecuada de antioxidantes pueden provocar cáncer. Por consiguiente, es de vital importancia para las mujeres conseguir protección antioxidante a través de su dieta y de aplicaciones tópicas de productos para la piel que contengan antioxidantes.

El escualeno es un antioxidante especialmente útil. Cuando la luz alcanza la piel, causa estragos generando grandes cantidades de radicales libres en muy poco tiempo, cantidades que los antioxidantes naturales de nuestro cuerpo no pueden contrarrestar por sí sólos. El cuerpo tiene protección natural de antioxidantes, pero su capacidad queda sobrepasada cuando la luz solar intensa genera de pronto un montón de radicales libres. Los daños ocasionados por el sol sólo se producen cuando su sistema de protección se queda corto y los antioxidantes no pueden desactivar los radicales libres. El resultado es un deterioro interno y externo, algunos efectos serán visibles, otros los sufrirás como una enfermedad. Sin embargo, los antioxidantes consumidos de manera consciente aumentan tu colágeno antes, durante y después de la exposición solar.

Al proteger tus células con escualeno interna y externamente, este antioxidante natural previene y revierte los daños. Corrige las arrugas, la flacidez y la mala pigmentación. Iguala el tono de la piel y le da más brillo, también reduce el enrojecimiento. El escualeno revierte la textura áspera de la piel, las líneas de expresión entrecruzadas y las arrugas profundas. Como antioxidante natural, controla los radicales libres para evitar la pérdida de colágeno, las lesiones moleculares y el deterioro del ADN que provoca los cánceres y las enfermedades relacionados con el sol. También elimina las ojeras. El escualeno gana puntos respecto a otras sustancias porque elimina diversas sustancias químicas que no favorecen en nada a tu cuerpo a medida que va envejeciendo, incluidos el fenobarbital y la estricnina. El aceite también elimina los hexaclorobencenos, un conocido fungicida prohibido desde 1965, pero que todavía se encuentra en nuestra cadena alimentaria. Se ha demostrado que incluir escualeno en nuestra dieta, en una concentración del 8%, favorece notablemente la eliminación de hexaclorobenceno de nuestro cuerpo.

El escualeno protege los ojos

El escualeno también puede ayudar a prevenir las lesiones oculares ocasionadas por el sol, hecho del cual las personas no son conscientes hasta que les diagnostican cataratas. Las cataratas son proteínas defectuosas que se forman en el cristalino a raíz de los radicales libres que ha generado la luz, tanto artificial como natural. Aquí la solución no son las gafas de sol, puesto que es difícil saber qué cantidad de luz filtran. Tampoco vas a vivir en la penumbra, porque la luz también entra a través de tus ojos y llega a la glándula pineal del cerebro, que ayuda a producir la melatonina necesaria para la noche. Por último, ¡las gafas muy oscuras que no filtran la cantidad necesaria de luz ultravioleta pueden hacer *más* mal que bien! Esto se debe a que la pupila se dilata mucho espontáneamente en la oscuridad, y todavía más si llevas unas gafas de sol, por lo que entrará más luz solar que sin gafas. Cuando tus pupilas se fuerzan a dilatarse de este modo, bloqueas su función natural de contraerse para proteger tu retina.

Tomar escualeno en forma de aceite de salvado de arroz, aceite de palma roja o aceite de amaranto te ayudará a proteger el cristalino contra el efecto de los radicales libres provocados por la luz solar o artificial. A mí me gusta el aceite de salvado de arroz y de palma roja como fuentes de escualeno. Parece que el escualeno es la panacea para muchas cosas, ¡no es por casualidad! Como sin duda te estarás dando cuenta, los alimentos y nutrientes que revierten un aspecto del envejecimiento también revierten otros. Hay mucha interacción entre todos los aspectos del envejecimiento y las sustancias naturales que afectan a varios factores a la vez. Esto significa que puedes usar un producto para revertir el envejecimiento en muchos niveles.

Cómete tu protección solar

Puedes reforzar la protección solar añadiendo alimentos antioxidantes a tu dieta para evitar quemaduras, la formación de compuestos cancerosos, la pérdida de colágeno y la glicación. La luz ultravioleta deteriora desde la superficie de tu piel hasta tus órganos internos, generando cambios cancerosos potencialmente letales. Esto significa que debes proteger tu cuerpo en todos los niveles. Afortunadamente, esto es lo que sucede cuando comes alimentos y tomas plantas medicinales ricos en antioxidantes; estos se acumulan en tu piel e impregnan tus ojos y órganos internos de compuestos protectores que frenan el deterioro a nivel celular y hormonal. Aquí tienes algunos de mis favoritos:

Alimentos	Sus antioxidantes
Cacao en polvo	Resveratrol
Aceite de oliva	Oleuropeína, luteolina
Brécol	Luteolina, sulforafano
Té negro	Quercetina
Té verde	Galato de epigalocatequina-3
Manzanas	Quercetina
Cebollas	Quercetina
Zanahorias	Carotenos, quercetina
Aceite de palma roja	Carotenos
Zumo de uva negra	Resveratrol
Arándanos	Resveratrol
Tomate concentrado	Licopeno

Aunque todos los alimentos mencionados tienen propiedades increíbles, el tomate concentrado es especial. Si puedes comer más tomate concentrado en los meses estivales, protegerás significativamente tu piel de las quemaduras solares (también te lo puedes aplicar como mascarilla, pero puede ser un poco incómodo y quizá la zona te quede algo teñida). El tomate concentrado puede mejorar la producción de colágeno si lo mezclas con el aceite de oliva, por ejemplo, en una salsa o en una *bruschetta*. Esto se debe a que el complejo de compuestos que se encuentra en el tomate concentrado, incluido el licopeno, previene la formación de los radicales libres denominados dímeros de pirimidina y PGA, e inhibe las metaloproteinasas. Es decir, comer tomate concentrado, sobre todo si está mezclado con aceite de oliva, te protege contra el cáncer, las arrugas y la pérdida de grosor de la piel.

Como he mencionado más arriba, el tomate concentrado contiene todo un complejo de factores de protección solar que hacen maravillas por tu piel. El licopeno es uno de los múltiples carotenoides (compuestos parecidos al caroteno) que se encuentran en los tomates. Ahora se ha descubierto una nueva familia de carotenoides en los tomates, los carotenoides incoloros o CLC. Dos de ellos, el fitoeno y el fitoflueno, son altamente eficaces como protectores contra la radiación ultravioleta, lo que significa que previenen la formación de arrugas por el envejecimiento cronológico, así como las de la piel deteriorada por el sol. Inhiben las metaloproteinasas y, de este modo, evitan la ruptura de colágeno que ocasionan estas enzimas, y a través del mismo mecanismo, estos dos carotenoides incoloros también inhiben la metástasis.

Protección contra la progerina

Recientemente, se ha descubierto que hay una proteína llamada progerina que nos envejece. Está implicada en la progeria o síndrome de Hutchinson-Gilford, que es un trastorno genético muy raro que se caracteriza por un envejecimiento prematuro exagerado. De hecho, la palabra *progeria* procede del griego y significa «vejez prematura». Las personas que la padecen mueren en la adolescencia o a los veintipocos años de enfermedades relacionadas con el envejecimiento. Esta trágica enfermedad ahora nos está ayudando a entender los mecanismos implicados en el envejecimiento, incluido el de la piel, el fotoenvejecimiento y el cáncer. Por una parte, ahora sabemos que la progerina no se forma sólo en las enfermedades progeroides (provocadas por la progerina). La progerina es una proteína que se forma en los cuerpos normales, y su formación se dispara durante el proceso de envejecimiento normal. La formación de progerina se acelera notablemente por la acción de los rayos UVA sobre la piel.

Esto es ciencia de vanguardia y supone los primeros pasos para nuestra comprensión de este mecanismo tan novedoso, que es de vital importancia para el estudio del envejecimiento cronológico y del fotoenvejecimiento. Es evidente que cualquier sustancia que pueda prevenir la formación de progerina tendrá un tremendo potencial antiaging, revertirá el deterioro corporal desde sus raíces en el nivel celular y protegerá nuestro cuerpo de toda una serie de enfermedades letales, a la vez que prevendrá e incluso corregirá la formación de arrugas y cáncer de piel.

Y aunque sabemos que la progerina acelera el envejecimiento, las sustancias naturales frenan su acción, entre los remedios se encuentran el ácido ferúlico, el resveratrol, la rapamicina y madecassoside. Veamos detenidamente el ácido ferúlico y el madecassoside, puesto que se encuentran en muchas fuentes naturales.

1. El fantástico ácido ferúlico

El ácido ferúlico actúa absorbiendo los rayos UV, frena la formación de dímeros de pirimidina, detienen la activación de las metaloproteinasas matriz ocasionada por la luz solar (evitando la destrucción de colágeno), controla la reacción de bronceado (glicación) y evita la formación de PGA. También es antiinflamatorio. Además de las lesiones solares, el ácido ferúlico revierte la edad al reducir considerablemente el riesgo de cáncer y de enfermedades cardiovasculares, mejora el funcionamiento del cerebro, y, externamente, neutraliza todos los aspectos negativos de la radiación solar. El ácido ferúlico se encuentra en el salvado de arroz, de trigo, avena y cebada, además de en el café, la planta medicinal dang gui y las fresas.

El salvado de arroz contiene ésteres de ácido ferúlico, que son muy eficientes protegiendo la piel humana de los efectos del sol y presentan una amplia gama de absorción en el espectro ultravioleta, que se extiende hasta el espectro de la luz visible, y de este modo ofrece grandes beneficios antiaging. El aceite de salvado de arroz está demostrado que previene todos los aspectos de los daños ocasionados por los rayos ultravioleta y que revierte la edad genéticamente. También protege contra los rayos UVB y UVA. Cuando usas aceite de salvado de arroz, obtienes exactamente los beneficios que necesitas para revertir el envejecimiento de la piel, incluida la síntesis de la vitamina D, que es esencial para gozar de buena salud. Este extraordinario aceite también es rico en tocotrienoles, que son unos compuestos que limpian las arterias y que están íntimamente vinculados con la vitamina E. La vitamina E por sí sola no es tan eficaz previniendo las quemaduras y las mutaciones cancerosas debidas a la radiación UVB, como cuando está combinada con los tocotrienoles; por si fuera poco, esta combinación es potenciada por un compuesto denominado sesamina, que tiene la propiedad de reducir la absorción de la piel de la radiación ultravioleta en nada menos que un 30%.

El aceite de salvado de arroz y uno de sus principales constituyentes, el orizanol, también tienen propiedades estrogénicas, y frena, o reduce en gran medida, los sofocos de la menopausia. Este aceite es famoso en Japón por sus propiedades para embellecer la tez, darle brillo y un tono uniforme, que es el resultado directo de la acción del ácido ferúlico. Muchos de los que ahora llamamos «remedios caseros» se basan en las propiedades del ácido ferúlico para proporcionar resultados antiaging. Nuestras abuelas solían usar agua de cebada para combatir las arrugas, y parece que alguna razón tenían, puesto que la cebada es una gran fuente de ácido ferúlico. El café contiene ácido cafeico, que protege la piel de los efectos nocivos del sol. El dang gui, conocido como *Angelica sinensis* o angélica china (a veces también lo verás escrito dong quai), es muy fácil de conseguir en tintura o cápsulas, y tiene muchos beneficios antiaging, pero no utilices la tintura alcohólica sobre tu piel, porque la resecaría. Te recomiendo que evapores el alcohol hirviendo la tintura en agua en una olla sin la tapa durante quince minutos, como describo al final de este capítulo o que te la tomes como suplemento.

La propiedad del ácido ferúlico de proteger contra todos los daños de la radiación ultravioleta ha hecho que, en los últimos tiempos, este compuesto natural se convirtiera en el centro de atención de la ciencia, y que sea un modelo para un método completamente nuevo de protección solar. El ácido ferúlico protege contra las lesiones externas de la piel, así como contra los cambios potencialmente catastróficos que tienen lugar en niveles más profundos. Este compuesto frena la formación de dímeros de pirimidina. Al comienzo de este capítulo hemos visto que la luz solar activa las metaloproteinasas matriz, unas enzimas que disuelven el colágeno y que pueden producir metástasis. El ácido ferúlico bloquea eficazmente la activación de dichas enzimas provocada por la radiación solar. Esto significa que se puede evitar la pérdida de grosor de la piel que deriva de la exposición al sol y que provoca las horribles arrugas. Favorece la conservación del grosor de la piel, su resistencia y elasticidad.

Vale la pena destacar que un estudio donde se combinó el ácido ferúlico con vitaminas C y E demostró que tenía una acción de prevención total contra las lesiones ocasionadas por el sol. Las cremas para la piel que contienen esta misma combinación de ingredientes ya se pueden comprar en tiendas de cosmética. Si prefieres prepararte tú misma tu tratamiento con ácido ferúlico, puedes usar gránulos de café instantáneo disueltos en agua como tónico refrescante facial rápido, pero es evidente que esta loción es *marrón* y, por consiguiente, no es apropiada como protector solar para antes de salir a la calle. Al final de este capítulo encontrarás instrucciones para hacer un preparado con dang gui.

2. Maravilloso madecassoside

El madecassoside es un compuesto nuevo aislado del gotu kola o *Centella asiatica*. Ya hemos visto el gotu kola en el capítulo 1, porque es un estimulador muy potente de la SIRT1. En un estudio sobre el madecassoside se constató que era el inhibidor más eficaz de la progerina entre toda una gama de compuestos vegetales sometidos a estudio. Esta planta tiene un efecto antiaging impresionante cuando se incluye en los tratamientos para la piel. La inhibición de la progerina es claramente un poderoso mecanismo antiaging.

Los secretos del amla y del hialuronano

He hablado del amla o *Phyllantus emblica*, conocido también como *Emblica officinalis*, en el capítulo 2, cuando he tratado el tema de la producción de colágeno y procolágeno. Pero también contiene una gran cantidad de potentes polifenoles que lo hacen valioso como protector solar. Cuando los fibroblastos de la piel humana reciben radiación UVB, disminuye la síntesis de colágeno y aumentan las metaloproteinasas matriz, lo cual conduce a la ruptura del colágeno. Sin embargo, se ha demostrado que esta planta puede prevenir esto e inhibir otro proceso de deterioro que ocasiona la radiación ultravioleta: la estimulación de la enzima hialuronano. El amla tiene unas tremendas propiedades para evitar la destrucción de ácido hialurónico en tu piel inducida por el sol. La gama de tratamientos antiaging Nº 7 Protect and Perfect de la empresa Boots, una de las historias de grandes éxitos más impresionante de los últimos años, contienen extracto de amla. Al final de este capítulo encontrarás la receta para fabricarte tu propio tratamiento con amla. Por supuesto, también puedes ingerir esta planta en polvo y potenciar sus efectos antiaging sobre la piel y sobre el resto del cuerpo, así como reforzar la protección contra los efectos nocivos del sol y el cáncer.

¿Qué es exactamente el hialuronano? El hialuronano o ácido hialurónico es el responsable de que tu piel esté mullida e hidratada. Disminuye con la edad y esta disminución se incrementa bajo los efectos del sol. Cuando la enzima hialuronidasa es estimulada por la acción de los rayos solares, rompe el hialuronano de la piel, haciendo que esta se seque, se marchite y cuelgue, debido al descenso de los niveles de ácido hialurónico. El descenso agudo de los niveles de hialuronano de la piel tras la exposición solar es una razón más por la que la piel pierde su turgencia y resistencia elástica juvenil. Las líneas alrededor de la boca, los labios, las mejillas y la zona alrededor de los ojos se vuelven más finos y son las consecuencias visibles de este proceso.

El hialuronano aporta a la matriz extracelular de la piel una especie de relleno elástico, reteniendo la humedad y rellenando la piel vieja hasta devolverle su encantador estado de la juventud. La matriz extracelular es un conjunto de células que segregan moléculas que soportan y proporcionan estructura a la piel. Las cremas hidratantes convencionales pueden ayudar a evitar la descamación, pero a menos que tu tratamiento también incremente el hialuronano o su equivalente, te dejará la piel sin escamas, pero flácida. Todas las medidas que hemos visto hasta ahora contribuyen a conseguir turgencia y a la producción de colágeno. Incrementar directamente el hialuronano sobre tu piel puede aportarle mucha frescura y belleza. El hialuronano también es muy importante para la cicatrización de las heridas. Cuando se aplica sobre ellas, acelera su curación y puede evitar o reducir significativamente la aparición de cicatrices. La eficacia de este proceso de cicatrización disminuye notablemente con la edad. Puesto que el amla es rico en vitamina C, es muy eficaz aumentando el hialuronano en la piel. Se ha demostrado que la vitamina C incrementa esta sorprendente sustancia.

También puedes aumentar tu producción de hialurorano comiendo pescado con piel, pollo con piel, grasa de oca o amaranto. El pollo y el pescado son dos proteínas animales que alargan los telómeros en vez de acortarlos, y la grasa puede ser muy beneficiosa para los niveles de ácido hialurónico, pero si tienes tendencia a las bolsas de debajo de los ojos, no tomes demasiadas grasas animales. Las grasas animales, especialmente de la carne, concretamente del buey, pueden producir bolsas debajo de los ojos aunque no las tuvieras antes, por tanto, sé precavida.

Los sérum de ácido hialurónico se pueden comprar fácilmente y dan bastante buenos resultados, pero cuidado con el contorno de los ojos, porque pueden hincharlo. La soja es una buena alternativa a estos sueros. Puedes aplicarte una mascarilla de proteína de soja en polvo diluida en agua directamente sobre la cara y el cuello. Esto te ayudará a reducir las ojeras negras, a tensar la piel del contorno de los ojos y dará turgencia a tu rostro. La soja es muy adecuada para utilizarla externamente, aunque no te siente bien comerla, salvo que seas alérgica. La soja ayuda a aumentar el ácido hialurónico en la piel y a igualar su tono. Puedes ver los resultados desde la primera aplicación, que se intensificarán con el tiempo.

El lactato de sodio líquido o yogur natural es una gran alternativa para el ácido hialurónico y sus derivados. El lactato de sodio forma parte del factor humectante natural de la piel o FHN, pero su capacidad de retener el agua es algo inferior a la del ácido hialurónico y compuestos relacionados, lo cual significa que el lactato de sodio o yogur se puede usar para aumentar la hidratación en el contorno de los ojos si diluyes la loción todavía más, sin que te hinche esa zona. El hialuronano, en virtud de su potente propiedad de conservar la humedad, puede provocar hinchazón en la zona sensitiva del contorno de los ojos. El lactato de sodio y el yogur aligeran y aclaran la piel. Aplícate la loción sobre el rostro, el cuello, los brazos y el escote si lo deseas, deja que actúe cinco minutos y aclárate; luego puedes aplicarte una fina capa de aceite de emú, de escaramujo, de escualeno o de jojoba para hidratar.

Reafirma tu rostro

La gelatina es una proteína incompleta derivada del colágeno de varios subproductos de origen animal. Se suele usar como agente gelificante en los alimentos, productos farmacéuticos y en los caramelos (es decir: nubes, caramelos masticables y gelatina Jell-O). También es un ingrediente popular en la cosmética, puesto que tonifica el cabello y refuerza las uñas, puede hacer que tu piel sea gruesa, joven y flexible. Para nuestros fines, te diré que últimamente se ha demostrado que tomar gelatina todos los días contrarresta eficazmente los efectos nocivos de la exposición solar sobre el colágeno de la piel, evitando no sólo la pérdida de grosor que suele tener lugar, sino aumentando el grosor de la capa de colágeno. Cuando se expuso a un grupo de personas a la radiación ultravioleta mientras tomaban suplementos de gelatina, ¡su colágeno aumentó un 16%! Esto, como ya he mencionado, mejoró el grosor, la firmeza y la juventud de su piel. Una buena gelatina de cerdo que a mí me gusta es la ClassiKool, puedes comprarla en Amazon. Una alternativa vegana es usar proteína en polvo de guisante o de arroz integral.

Los beneficios antiinflamatorios de las soluciones naturales

La inflamación causa estragos en muchos procesos celulares y desempeña un papel importante en el envejecimiento de la piel que tiene lugar a raíz de la exposición excesiva y sin protección al sol. La inflamación puede conducir a la producción de compuestos tóxicos dentro de la piel y del cuerpo que tienen funciones funestas en el envejecimiento y el cáncer. Demasiada exposición al sol puede provocar la aparición de zonas enrojecidas que, por supuesto, son un tipo de inflamación; pueden ser moderadas o transformarse en quemaduras más serias, con o sin ampollas, pero hasta una leve rojez indica inflamación, que es un signo evidente de lesión en la piel. La buena noticia es que los antioxidantes y los inhibidores de la progerina, como los compuestos del ácido ferúlico y el gotu kola protegen la piel y el cuerpo de la inflamación y el estrés biológico que provoca. Veamos los aceites de manzanilla y helicriso, de escaramujo y de tamanu, el regaliz, la miel, el aloe vera y el aceite de comino negro como medios para prevenir, remediar y revertir esto.

1. Aceites de manzanilla y helicriso

Los aceites de manzanilla alemana (manzanilla azul) y de helicriso, conocido también como siempreviva, son sustancias antiinflamatorias muy potentes. Puedes usarlas tópicamente como agentes antiaging y obtendrás magníficos resultados. Puedes combinar la manzanilla y el helicriso o usarlos por separado, ¡y te sorprenderán sus efectos! Ambos aceites son lo suficientemente suaves como para usarlos sin diluir, aunque siempre recomiendo que primero hagas una prueba en la cara interna de la muñeca y que los diluyas en un aceite base como aceite de almendras o de salvado de arroz. Dos de los mejores aceites base para la manzanilla y el helicriso son el de escaramujo y el de tamanu, de los cuales hablaré más en un momento. La manzanilla es tan eficaz dando uniformidad y brillo al tono de la piel que puedes notar la diferencia desde la primera aplicación. Las zonas más oscuras de la piel que son un efecto bastante frecuente de la exposición solar, la manzanilla las corrige casi en una noche. En cuanto al helicriso, es un aceite regenerador maravilloso. Reduce las varices, disimula las cicatrices y hace desaparecer las líneas de expresión y las arrugas. Pruébalo en uno de los aceites base que he mencionado antes.

La manzanilla contiene muchos compuestos activos, entre ellos el terpeno de bisabolol, que posee propiedades antiirritativas, antiinflamatorias y antibacterianas. Puedes usar el aceite de manzanilla, diluido en un aceite base adecuado, sobre tu rostro e incluso en el contorno de los ojos. La manzanilla termina con la conjuntivitis y los orzuelos en cuestión de horas. Si no tienes el aceite, puedes usar una bolsita de infusión enfriada. El aceite de manzanilla diluido en aceite de escaramujo, de salvado de arroz, de coco, de palma roja o de tamanu revierte el envejecimiento de tu piel rápidamente, devolviéndole el esplendor y la frescura de la infancia. Este maravilloso aceite te ayuda a dormir y hace que te despiertes renovada y fresca en lugar de abotargada.

2. Los aceites de escaramujo y tamanu

Estos aceites se pueden usar sólos o mezclados, o como aceite base para los aceites esenciales de manzanilla y helicriso. Estos cuatro aceites, los esenciales y los base, ayudan a reducir las cicatrices. Tienen grandes propiedades regenerativas, a los que se puede dar un buen uso para prevenir los efectos nocivos del sol. En un estudio los investigadores descubrieron que cuando las mujeres que solían pasar meses en la playa se aplicaban aceite de escaramujo en la piel, los signos de los efectos del sol como las arrugas y la pigmentación desigual empezaban a desaparecer a las tres semanas. Y con tan sólo cuatro meses de aplicación diaria de aceite de escaramujo, su piel estaba más blanda, suave y uniformemente pigmentada. ¡Esto supone una reparación extraordinaria de los daños ocasionados por el sol!

El aceite de tamanu es otro producto destacado por su acción contra las cicatrices. Los daños ocasionados por el sol a veces se denominan «cicatrices solares» en los textos científicos. Cada vez que la piel sufre un daño por la exposición solar, queda una pequeña cicatriz. Con el tiempo, esto produce signos visibles de fotoenvejecimiento como las arrugas, la aspereza de la piel, la pérdida de firmeza y la pigmentación desigual. Una sustancia que sea capaz de prevenir o invertir este deterioro supondrá un gran valor añadido a cualquier programa antiaging, retrasando el reloj hasta una edad en que nuestro propio cuerpo podía reparar con rapidez y eficacia las lesiones solares. El aceite de tamanu es un gran antiinflamatorio y un gran protector contra los efectos del sol.

3. Regaliz

El regaliz es una planta extraordinariamente eficaz para el antiaging, pero puesto que sube la presión sanguínea, úsala sólo externamente. El regaliz es antiinflamatorio y previene la formación de diversas especies de radicales libres cuando la piel está expuesta a la radiación ultravioleta. Esto aumenta considerablemente el colágeno y la elastina. Combínalo con aceite de palma roja o aceite de aguacate para hacerte un eficaz preparado contra la radiación solar.

4. Miel

Este delicioso y pegajoso alimento también protege la piel contra los rayos solares. Inhibe la formación de dímeros de pirimidina y también es muy eficaz como inhibidor de la expresión de la COX-2 inducida por la luz ultravioleta. COX-2 son las siglas de ciclooxigenasa-2. Simplificando, la COX-2 produce la inflamación. El enrojecimiento, la hinchazón y el picor que padeces como parte del proceso de quemadura solar son provocados en gran medida por la COX-2. Esta reacción no sólo es incómoda sino que causa deterioro celular. Los medicamentos antiinflamatorios no-esteroideos (AINE) que inhiben la COX-2 también tienen efectos secundarios negativos porque inhiben la COX-2 en todas las partes del cuerpo, incluidos el tracto gastrointestinal y los riñones. Algunos de estos efectos secundarios pueden ser graves. Entre ellos están la indigestión, las úlceras estomacales, el sangrado interno, la respiración superficial, las perforaciones gastrointestinales, la insuficiencia cardíaca, el infarto de miocardio y los accidentes cerebrovasculares. El efecto de la miel es extraordinario, puesto que inhibe los efectos negativos inflamatorios de la COX-2, ¡y no tiene ni un sólo efecto secundario! Gracias a sus propiedades antiinflamatorias, las unidades de quemados de los hospitales aplican gruesas capas de miel para acelerar la curación sobre las quemaduras y cortes más graves y obtienen resultados fantásticos. En el caso de quemaduras y cortes, se sabe que los cura sin dejar cicatrices. Como protector solar, la miel inhibe la activación de las metaloproteinasas debido a la exposición al sol y evita la ruptura del colágeno. Lo más sorprendente es que la miel, al ser tan dulce, previene la glicación, que es la que genera los PGA. Aunque tiene sus limitaciones para usarla externamente debido a su pegajosidad, te recomiendo que la incorpores a tu protección solar diaria, que incluyo al final de este capítulo.

5. Aloe vera

Para resumirlo de un modo sencillo, el aloe vera es tu ángel de la guarda. Existe toda una rama de la ciencia dedicada a investigar las propiedades de esta extraordinaria planta. Gracias a ella, ahora sabemos por qué el aloe vera es tan eficaz para las quemaduras, arrugas y piel flácida: protege la piel de los daños solares evitando la activación de las metaloproteinasas y los radicales libres. El aloe vera aumenta el colágeno y la elastina en tu piel y revierte el fotoenvejecimiento cuando lo ingieres en zumo y cuando te lo aplicas externamente como gel. Utiliza ambos métodos para lograr unos verdaderos efectos antiaging visibles en cuestión de días.

6. Aceite de comino negro

El aceite de comino negro es extraordinario, es un gran inhibidor de la elastasa, la enzima responsable de la gran disminución en la elasticidad que se produce en la piel debido a la exposición solar y al envejecimiento cronológico. También puedes usar carvacol como tratamiento tópico alternativo, ya que es uno de los compuestos activos antielastasa que se encuentran en este aceite. De hecho, es el mismo compuesto de las semillas de eneldo y del aceite esencial de semillas de eneldo. Si el aceite esencial de semillas de eneldo te reseca un poco la piel, que bien puede ser, el aceite de comino negro es una alternativa ideal. Puedes comprarlo como aceite esencial, pero te recomiendo la versión comestible más suave, para uso tópico, que la puedes utilizar incluso con la luz solar sin temor a que te produzca ninguna irritación. Este aceite también tiene una gran acción estrogénica, así que puedes usarlo en todo el cuerpo. Aplícatelo al menos una vez al día sobre el rostro para obtener una piel más elástica, flexible y joven. Experimentarás notables mejorías en la textura, suavidad, turgencia y brillo. También me gusta mezclarlo con el aceite de palma roja.

Estimula tu colesterol

Todas las células de nuestro cuerpo contienen colesterol, incluidas las de la piel. Si tu piel ha sufrido lesiones solares, las grasas que contienen colesterol pueden venir en tu ayuda. El colesterol tiene propiedades antioxidantes, pero lo que lo hace tan importante es su propiedad para restaurar la función barrera en el envejecimiento de la piel, en pieles arrugadas y deshidratadas. A medida que la piel envejece, pierde su capacidad para recobrar su integridad, conocida como función barrera. Se vuelve seca, con líneas, roja e irritada. Ya no es la barrera de protección fuerte y elástica que solía ser cuando tenías treinta años y no tenías que pensar en hidratarte la cara con la frecuencia que lo haces ahora. La aplicación directa de grasas que contienen colesterol sobre tu rostro puede ayudarte a restaurar este importante lípido y tu piel volverá a hidratarse rápidamente. En mis clientas he visto cómo les desaparecían las líneas y la descamación enrojecida era sustituida por el resplandor de la juventud. Otras grasas que contienen colesterol son el aceite de emú, la grasa de oca, grasa de pato y la manteca de cerdo. Además de colesterol, estas grasas contienen hialuronano, ácidos grasos esenciales y otros compuestos útiles, pero en este caso, el colesterol es vital.

Precaución al usar aceites esenciales cuando te expongas al sol

Las sustancias naturales como los aceites esenciales, los aceites comestibles, las plantas medicinales, los alimentos y los suplementos son muy seguros y tienen beneficios muy profundos en el cuerpo humano. Sin embargo, te prevengo respecto al uso de ciertos aceites esenciales con el sol, porque pueden hacer que tu piel sea más sensible y vulnerable a sus efectos nocivos. Si vives en un clima cálido no uses aceites de cítricos, como el limón, la lima, la naranja o la bergamota a fin de evitar enrojecimientos o reacciones por exceso de sensibilidad. Si te gusta usar aceite de mirra o de incienso diluido en un aceite base, no te los apliques ni antes ni durante la sesión de bronceado, espera media hora después de haberte expuesto al sol para usarlos.

Unos datos sobre las fuentes de aceite de escualeno y de palma roja

Cuando compres aceites de escualeno y de palma roja, comprueba que en la etiqueta ponga que es de cultivo sostenible, es decir, que se produce en plantaciones que cumplen con las normativas medioambientales acordadas globalmente y que son auditadas de forma independiente. Las versiones de escualeno veganas, como el aceite de oliva, también puedes conseguirlas por Internet. El que todavía no es fácil de conseguir es el aceite de amaranto, pero es la fuente natural más rica de escualeno.

TRATAMIENTOS ANTIAGING BIOLÓGICO

Te recomiendo que elijas los tratamientos basándote en la disponibilidad del producto, su coste y tus preferencias personales. Con uno basta para tratar el mecanismo antienvejecimiento, pero dos o más pueden acelerar la mejoría general o tratar algún problema específico que puedas haber descuidado. Cada uno utiliza un ingrediente de los que hemos hablado en este capítulo. ¡Disfrútalos!

Escualeno: a mí me gusta Life-Flo Pure Olive Squalene. Aplícatelo con frecuencia a lo largo del día sobre las zonas expuestas al sol.

Antioxidantes: toma alimentos ricos en antioxidantes de la lista de alimentos recomendados para comer a diario que incluye este capítulo.

Aceite de salvado de arroz: mezcla 50 mililitros de aceite de salvado de arroz, 50 mililitros de aceite de sésamo y dos cucharaditas o el contenido de ocho cápsulas de aceite de vitamina E en una botellita. Utiliza esta mezcla sobre la piel antes de exponerte al sol y toma aceite de salvado de arroz como suplemento (cuatro cucharaditas al día).

Dang gui: tómalo internamente como suplemento de ácido ferúlico. Si lo tienes en polvo o en cápsula, toma una cucharadita de dang gui en polvo o de seis a nueve cápsulas al día. Pero si lo has comprado en tintura, toma de cuatro a seis cucharaditas al día, en dos o tres tomas. También puedes fabricar una loción de dang gui para la cara añadiendo ocho cucharadas de tintura de dang gui a 250 mililitros de agua hirviendo. Deja hervir esta solución durante diez minutos sin tapa para que se evapore el alcohol, déjala enfriar y ponla en la nevera. Úsala cuando la necesites. Esta loción se conservará en la nevera unos tres días.

Sérum de ácido ferúlico: puedes encontrar preparados de ácido ferúlico en Internet sin problemas. Asegúrate de que el producto que seleccionas contiene al menos un 0,5% de ácido ferúlico combinado con vitamina C (15%) y vitamina E (1%).

Cacao en polvo: para esto prefiero el chocolate sin leche, preferiblemente sin azúcar. El cacao en polvo puro es lo mejor. Mezcla ocho cucharaditas en leche templada o haz un batido con frambuesas, zumo de uva negra, arándanos y cacao en polvo.

Gotu kola: toma de seis a nueve cápsulas de 500 miligramos o una cucharadita de la planta en polvo cada día. Puedes duplicar esta cantidad sin riesgo alguno cuando estás de vacaciones en un país cálido. Puedes prepararte tu propio gel de gotu kola hirviendo a fuego lento seis cucharaditas de gotu kola en polvo en 500 gramos de aloe vera.

Amla: Pukka Herbs es mi distribuidor favorito de amla en polvo. Toma dos cucharaditas de amla en polvo y mézclalas con agua o zumo, tómalo como protección solar cada día. Hazte tu propio tratamiento para la piel, hirviendo a fuego lento seis cucharaditas de amla en polvo en 500 gramos de aceite de coco durante quince minutos. Cuélalo bien y ponlo en un frasco. Esta crema se solidificará, pero se derrite fácilmente con el calor del cuerpo.

Ácido hialurónico y compuestos relacionados, lactato de sodio, yogur: el ácido hialurónico se puede encontrar en sérum, pero mi favorito es el lactato de sodio líquido (60%) de Amazon. Póntelo por toda la cara, el cuello, los brazos y el escote. Puedes dejártelo puesto o aclararlo al cabo de cinco minutos. El yogur natural bajo en grasa es un sustituto del lactato de sodio fácil de conseguir. Aplícate una capa fina.

Gelatina: tomar cuatro cucharaditas de gelatina en polvo de calidad al día, mezcladas con yogur te ayudará a engrosar el colágeno de tu piel.

Manzanilla, helicriso, escaramujo y tamanu: mezcla 50 mililitros de aceite de escaramujo y tamanu, añade veinte gotas de aceites esenciales de manzanilla alemana y helicriso, y mézclalos bien. El aceite de tamanu puede irritar lo ojos, así que ten cuidado y elimina suavemente el exceso con un pañuelo de papel suave.

Crema de protección solar de aceite de palma roja y regaliz: mezcla 500 gramos de aceite de palma roja (o aceite de aguacate) con ocho cucharaditas de regaliz en polvo. Déjalo hervir a fuego lento, removiendo regularmente para evitar que se queme la hierba, sácalo, déjalo enfriar un poco, pero cuélalo con una gasa de muselina o un trapo de cocina limpio cuando todavía esté caliente y el aceite esté líquido. Presiona suavemente para extraer hasta la última gota de aceite, luego tira los residuos sólidos y ponlo en un frasco. Se conserva hasta tres meses en la nevera.

Miel: derrite 500 gramos de aceite de coco a fuego lento, añade ocho cucharaditas de miel y remuévelo bien. Sigue removiendo mientras se enfría la mezcla, luego vierte la mezcla o ponla con una cuchara en un frasco de boca ancha.

Aloe vera: ingiérelo en forma de jugo y úsalo externamente en gel como tratamiento antienvejecimiento diario. Después de lavarte el pelo puedes ponerte un poco de gel cuando todavía está mojado y dejarlo como acondicionador fijo. Toma 10 mililitros de zumo de aloe vera puro una vez al día, y usa gel puro sobre tu cara antes de aplicarte un aceite ligero como el escualeno.

Aceite de comino negro: este extraordinario aceite sólo lo puedes encontrar en Amazon en botellas de litro. Aplícate una capa fina de aceite o utilízalo como base para mezclarlo con tus aceites esenciales preferidos.

Colesterol: escoge entre aceite de emú, grasa de pato, grasa de oca o manteca de cerdo. Echa quince gotas de aceite esencial de hinojo y de semillas de eneldo en 100 mililitros de aceite de emú o 100 gramos de alguna grasa sólida para reforzar las propiedades estrogénicas y antiaging.

5

Hazlo tú misma:
terapia de células madre

MECANISMO ANTIAGING: activación de las células madre.

FINALIDAD: estimular los mecanismos de reparación de la piel.

ESTRELLAS: aceite de palma roja, proteína de suero de leche, aceite de aguacate, consuelda y extracto de cebada.

El antiaging de las células madre se basa en el hecho de que, a medida que nos vamos haciendo mayores, nuestro sistema de células madre adultas tiene menos capacidad para autorrenovarse, y esto ocasiona un gran deterioro en nuestro pelo, piel, tejidos y órganos. Los tratamientos propuestos para mejorar esto siempre han incluido el uso de células madre embrionarias, inyecciones de células madre de adultos o el uso de cremas con células madre vegetales. Pero muchas de estas opciones van acompañadas de cuestiones éticas, temas de seguridad y dudas sobre su eficacia.

Mi plan de activación de células madre, sin embargo, es diferente. La finalidad es activar las células madre de tu propia piel con plantas, aceites, suplementos y alimentos, y así alargar su ciclo vital, para que haya más que estén activas durante más tiempo. ¿Cuál es el resultado? Una piel biológicamente más joven y un cuerpo más sano. Sorprendentes investigaciones recientes han demostrado que tenemos más células madre adultas de las que pensábamos, que están listas y a la espera de ser activadas, lo cual es una gran noticia para nosotras. Estas células madre están presentes en cantidades importantes por todo el cuerpo humano, incluso aunque este envejezca, se pueden activar sin riesgo alguno con sustancias naturales.

Antes de seguir, me gustaría explicar de qué forma esta información se relaciona con todo el plan antiaging y con todo lo que has leído hasta el momento. Los científicos sólo examinan un mecanismo a la vez. Esto se debe a que un mecanismo ha de ser aislado al máximo para evaluar su papel en el cuerpo. Sin embargo, como ya has visto en este libro, los mecanismos no actúan aisladamente. Cada milisegundo se producen millones de interacciones en nuestro cuerpo. Cuando mejoras un aspecto usando sustancias naturales seguras, mejoras toda una gama de mecanismos diversos. Del mismo modo, cuando perjudicamos un mecanismo o sistema, este perjudicará a otros. La visión científica que intenta aislar compuestos individuales de un mecanismo conduce a la impresión errónea de que dichos mecanismos no están relacionados. Los mecanismos, por supuesto, están íntimamente relacionados, y nuestro cuerpo actúa como un conjunto armonioso cuando todo está bien. Pongamos como ejemplo los diversos mecanismos del aceite de romero (antioxidantes y otros compuestos) que, al interactuar, tienen un efecto positivo sobre las células madre de los folículos pilosos, protegen los telómeros, aumentan la capacidad de las células para hacer que el agua pase a través de ellas, estimulan los fibroblastos para producir colágeno y mucho más. Y el cuerpo tiene la facultad de aprovechar estas increíbles interacciones, lo cual hace que los tratamientos de células madre con soluciones naturales no sólo sean viables, sino que estén a la vanguardia de la ciencia.

¿Cómo actúa la ciencia de las células madre?

La ciencia de las células madre es un concepto antiaging revolucionario que tiene un potencial enorme para ayudarnos a parecer más jóvenes y a vivir más. Pero existen problemas, éticos y empíricos, respecto al modo en que la ciencia suele plantear esta solución, y esto limita el uso de esta información en un programa antiaging. Las células madre embrionarias encabezan la mayor parte de las investigaciones con células madre, pero también proceden del aprovechamiento selectivo de embriones humanos sobrantes, por lo que no es una opción viable para un programa de belleza antiaging. Las inyecciones de células madre adultas directamente sobre la piel o el músculo son otro enfoque distinto, pero han producido reacciones anafilácticas peligrosas e incluso letales y resultados muy decepcionantes. Por ejemplo, a un grupo de culturistas les inyectaron directamente células madre en el músculo y sufrieron anafilaxis, y en una clínica de medicina estética de Europa del Este inyectaron células madre directamente en la cara de las pacientes y tuvieron reacciones adversas, incluida anafilaxis e hinchazón facial. Por último, tenemos células madre vegetales en cremas y sérums, y aunque al principio parecía que iba a ser la panacea, ahora parece bastante improbable que puedan activar directamente las células madre humanas cuando se aplican de forma externa.

La función principal de las células madre de nuestro cuerpo es la creación de células jóvenes y frescas en todos los tejidos, incluidos los de la piel, los músculos, el cerebro, los huesos, y todas las partes de nuestra estructura humana. De este modo, las células nuevas pueden sustituir a las viejas o deterioradas. No obstante, cuando envejecemos, nuestras células madre van muriendo y quedan muy pocas en pie. La finalidad de utilizar células madre en un programa antiaging es estimular el crecimiento de nuevas células madre en tu organismo, incluida la piel.

Hay dos grandes categorías de células madre: las embrionarias y las adultas. Las células madre embrionarias son indiferenciadas, esto significa que todavía no han madurado y no se han convertido en células plenamente funcionales. Las células madre embrionarias son pluripotentes. Es decir, que tienen el potencial de convertirse en cualquier tipo de célula, por lo que plantean peligros extremos y únicos. En concreto, el desarrollo de tumores muy activos. Al principio se pensaba que las inyecciones de células madre embrionarias servirían para que estas células amorfas simplemente crearan células frescas nuevas de cualquier tipo que el cuerpo necesitara: células de epidermis, neuronas o fibras musculares. Por desgracia, se comprobó que era extraordinariamente difícil conseguir que las células madre embrionarias formaran el tipo de neurona exacto, o cualquier otra célula, que necesitaba una zona dañada. Puesto que las células madre son indiferenciadas, tienen un gran potencial para seguir diferenciándose y multiplicándose. Esta es la razón por la que crean tumores con facilidad. El segundo tema que trataremos —y estoy segura de que ya lo conocerás y yo también lo he mencionado— es que las células madre embrionarias son seleccionadas de embriones humanos que no eran aptos y por lo tanto eran sobrantes. Esto genera controversia, puesto que los embriones se destruyen en este proceso.

Por otra parte, las células madre adultas, conocidas también como «células madre somáticas», están repartidas por todo el cuerpo. Como las embrionarias, también son indiferenciadas. No han madurado en las células que acabarán siendo. Sin embargo, las células madre adultas sólo son multipotentes, esto significa que su destino ya está escrito y que sólo pueden convertirse en aquello para lo que fueron creadas. Su desarrollo es más controlado que el de las embrionarias. La gran noticia es que las células madre adultas pueden formar varios tipos de células y tejidos. Aunque hubo un tiempo en que se creía que las células madre adultas se encontraban en cantidades muy bajas en el cuerpo humanos adulto y, por consiguiente, no eran aptas para regenerarse, ahora sabemos que no es así. Estas células se encuentran por todo el cuerpo ¡en cantidades lo bastante elevadas como para llevar a cabo una auténtica regeneración! Esto significa que la estimulación y el mantenimiento de una gran población de células madre adultas en tu cuerpo hará que parezcas y que te sientas mucho más joven durante mucho tiempo.

Las células madre adultas se clasifican según el tejido corporal en el que se encuentren. Por ejemplo, las células madre de la mama ayudan al crecimiento de los pechos en la pubertad, y las células madre neurales permiten el crecimiento de las neuronas del cerebro. Otra categoría de células madre interesantes para el rejuvenecimiento de la piel es el de las células madre mesenquimales, que ejercen una función vital en la curación de las heridas, como veremos más adelante.

Ahora sabemos que tenemos más células madre adultas en todo el cuerpo de lo que pensábamos en un principio, y que pueden ser activadas sin riesgo y de forma natural. Las investigaciones más recientes sobre las células madre han demostrado que se producen interacciones muy importantes entre las células madre, los estrógenos y las moléculas denominadas telómeros, que protegen nuestro material genético y alargan el ciclo de vida de nuestras células, incluidas las madre, de modo que un plan antiaging eficaz girará en torno a sacar el máximo partido de estos factores.

Los fibroblastos también desempeñan una función importante en la activación de las células madre. Cuando nuestras células alcanzan su capacidad límite de replicación, mueren, y al envejecer, esto es lo que les sucede a todas las células, incluidos los importantísimos fibroblastos que mantienen tersa y densa nuestra piel. A medida que aumentan los fibroblastos viejos y se vuelven perezosos, bajan nuestros niveles de colágeno. Este proceso se acelera cada década a partir de los treinta años, y con los años se vuelve más rápido. Como ya hemos visto antes, estimular los fibroblastos es una forma excelente de mantenerlos activos y de generar niveles saludables de colágeno, elastina y matriz extracelular, componentes que dan firmeza, resistencia elástica, flexibilidad e hidratación a tu piel.

No te preocupes por el cáncer

Aunque algunos de los tratamientos con células madre que he mencionado parece que favorecen el cáncer, existen formas de evitarlo utilizando sustancias naturales. El ashwagandha (*Withania somnifera*), por ejemplo, estimula la actividad de las células madre e inhibe el desarrollo del cáncer. Restaura la melanina al pelo canoso, puede ayudar a frenar la metástasis (incluido el melanoma) y protege el cerebro. Por estas propiedades ha sido una de las plantas más respetadas de la medicina ayurveda durante miles de años. Ya hace casi treinta fui una de las primeras profesionales en utilizar esta maravillosa planta en el Reino Unido. Todavía no hay cremas faciales con ashwagandha, pero puedes preparártela tú con la información que encontrarás al final de este capítulo.

El ashwagandha es famoso por ser un inhibidor de la quinasa de Janus o JAK. La JAK es de la familia de compuestos que se encuentran en la célula y que están relacionados con la inflamación, un mecanismo que es perjudicial para tu salud, longevidad y juventud. Los inhibidores de la JAK tienen poderosas propiedades anticancerígenas que pueden evitar e incluso frenar la metástasis. El compuesto que se encuentra en el ashwagandha es increíblemente eficaz contra todo tipo de cáncer, incluido el de hígado, mama y metástasis de pulmón.

Recuerda una cosa: el ashwagandha tiene la propiedad de eliminar la tolerancia al opio. Esto quiere decir que, si estás tomando alguna medicación que contenga opiáceos, no debes tomar esta planta, dado que corres el riesgo de sobredosis. No tomes ashwagandha de ningún tipo si estás tomando o has tomado recientemente alguno de los siguientes: codeína o medicación que contenga codeína como co-codamol (se metaboliza en morfina), morfina, Percocet, Vicodin, heroína, oxicodona (como OxyContin) o cualquier otra presentación. Si no estás segura de si tu medicación contiene opiáceos, evita esta planta por si acaso o consulta a tu médico.

Curación de heridas y activación de células madre

La curación de las heridas es un gran modelo para la activación de células madre. En el capítulo 4 vimos cómo el sol acelera el envejecimiento de la piel. Lo más fascinante es que muchas sustancias que previenen el fotoenvejecimiento lo hacen porque activan las células madre. Las quemaduras, los cortes y las heridas son formas de estrés para tu piel y tejidos profundos, y hasta cierto punto, los peelings faciales y la exfoliación mecánica provocan un estrés controlado en esta, y por consiguiente, movilizan las células madre y los factores de crecimiento que favorecen el aumento de colágeno, elastina y componentes de matriz extracelular. Cuando se cura una herida, tiene lugar un proceso similar, porque las células madre y los factores de crecimiento vitales son estimulados para curar y remodelar la piel.

Una herida en la piel activa muchos factores de crecimiento, incluidas las células madre mesenquimales. Se trata de células indiferenciadas que se encuentran en la médula ósea, las células adiposas y la sangre. La función de las células madre mesenquimales (CMM) es reparar y sustituir tejido dañado. Cuando tienes una herida en la piel o en el tejido profundo, la CMM distingue entre fibroblastos, queratinocitos y otras células cutáneas. Esto significa que se produce un aumento muy favorable de los tipos de piel que deseamos utilizar para invertir el envejecimiento cutáneo, el cual conducirá a una mayor producción de colágeno y elastina. Asimismo, esto aumenta la producción de componentes de matriz extracelular de factores estructurales e hidratantes, como el hialuronano. Y mientras las células madre mesenquimales son activadas por moléculas inflamatorias como las citoquinas, también pueden ser activadas por la vitamina C, la sirtuina, el estrógeno y sustancias cicatrizantes como el aloe vera. El aloe es famoso por su propiedad para curar las quemaduras con mucha rapidez, puesto que estimula la producción de células madre en la piel. Las células madre mesenquimales de la médula ósea van menguando a medida que envejecemos, esto puede ser una de las razones por las que las personas mayores tardan más tiempo en curarse, si es que logran curarse del todo, por no decir que su piel es más fina, menos firme y más cetrina que las de los jóvenes que además cuentan con un mayor número de CMM.

Dos cicatrizantes naturales con una potente acción antiaging que me encantan son el aceite de aguacate y el de almendras. En un estudio sobre la cicatrización de heridas, se evaluaron varios parámetros de este proceso y se examinaron varios parámetros implicados en este proceso que son esenciales para mantener la piel joven y observaron que el aceite de aguacate tenía propiedades impresionantes para activar los mecanismos de curación de la piel. La gelatina de petróleo, por otra parte, era mucho menos eficaz. El aceite de aguacate actúa interna y externamente para aumentar la proliferación y la diferenciación celular de las células cutáneas. En la curación de heridas esto conduce a un aumento vital del número de fibroblastos durante los primeros veintiún días.

En el envejecimiento de la piel, el aumento de la acción de los fibroblastos tiene como resultado una piel tersa y suave. Esta acción la vamos perdiendo notablemente a medida que cumplimos años y la finalidad de los tratamientos faciales con células madre es estimularla. El aceite de aguacate es muy eficaz para activar los fibroblastos, consigue mantener su número y su actividad como cuando eras más joven. El efecto del aceite de aguacate implica la activación de varios factores de crecimiento epidérmico sin crear la sobreproducción de colágeno que se produce cuando se aísla el factor de crecimiento epidérmico (FCE) en un sérum facial. En cuanto al aceite de almendras o aceite de almendras dulces, como se conoce normalmente, este maravilloso aceite ayuda a acelerar la curación de heridas y a evitar la degradación de la piel ocasionada por los rayos ultravioleta. También es excelente para eliminar las ojeras negras.

Cualquier sustancia natural que tiene la propiedad de cicatrizar con rapidez estimulará la producción de CMM, factor de crecimiento epidérmico y otros factores responsables de la curación, que también actúan como agentes antiaging para tu piel. Del mismo modo, cuando se te está curando una herida, puedes estimular tu piel para producir fibroblastos y queratinocitos nuevos usando agentes naturales que pueden hacer que las células madre mesenquimales se diferencien en células que crearán piel fresca y joven. Veamos ahora cómo pueden la vitamina C, la sirtuina como el resveratrol, la consuelda y el gotu kola, activar las células madre a nivel celular.

✳ Estrella de las células madre: vitamina C

Las células cutáneas humanas se pueden transformar en células madre durante un proceso de curación, cuando estás estresada o cuando se aplican ciertas sustancias naturales directamente sobre esas células. La vitamina C aumenta el número de células cutáneas que se convierten en células madre y la esperanza de vida de estas. Simplificando, la vitamina C frena la mortandad celular, concretamente de los fibroblastos. La vitamina C también mata las células cancerosas. Los fibroblastos sintetizan los colágenos, la elastina y otros componentes de matriz extracelular, todos ellos esenciales para tener una piel firme y juvenil y conseguir una cicatrización rápida y eficaz. Albert Szent-Györgyi, que recibió el Premio Nobel en 1937 por su trabajo sobre la vitamina C, descubrió que cuanto más purificaba su preparado de vitamina C, menos eficaz era su actividad biológica. Descubrió que el zumo de limón «sucio» era mucho más potente que el ácido ascórbico puro en polvo. En esencia, lo que descubrió fue la interacción sinérgica entre el ácido ascórbico y los bioflavonoides (una categoría importante de antioxidantes), mucho antes de que se les diera un nombre.

Por supuesto, puedes usar un sérum de vitamina C para tu piel y obtendrás buenos resultados, pero algunos de los más espectaculares son los que se consiguen cuando ponemos en práctica los hallazgos de Szent-Györgyi e incluimos bioflavonoides en un preparado cutáneo más completo. El zumo de limón puro contiene más vitamina C y bioflavonoides, pero puede resultar irritante. Mi preparado favorito reforzado con vitamina C es el de amla en aceite de coco que expongo al final de este capítulo.

✴ Estrella de las células madre: resveratrol

El resveratrol activa un gen de la longevidad de vital importancia, la SIRT1, lo cual es fantástico, puesto que las investigaciones recientes confirman que el resveratrol previene la muerte de las células madre SIRT1 inducidas por la progerina. Una de las formas en las que la progerina provoca envejecimiento prematuro es a

través de la desactivación de las sirtuinas, incluida la SIRT1. Las
sirtuinas gastadas, al igual que todas las demás células, se han de
regenerar y reparar para poder sobrevivir. El rápido declive de las
sirtuinas es uno de los efectos nocivos graves de la proteína enve-
jecedora progerina. El resveratrol previene la muerte de las células
madre adultas responsables de la producción de sirtuinas. Estas
últimas a su vez estimulan las células madre de la piel. Es un ciclo
antiaging extraordinario. De este modo, el resveratrol puede prevenir una de las disfunciones celulares más graves en las enfermedades relacionadas con la progerina y también puede invertir el
envejecimiento en los adultos sanos. El extracto de semilla de uva,
el zumo de uva negra, los polifenoles del vino tinto y la corteza de
pino son excelentes fuentes de resveratrol. En el capítulo 1 he incluido una lista de deliciosas fuentes naturales de resveratrol.

✳ Estrella de las células madre: consuelda

La consuelda o *symphytum*, es una planta que la mayoría de los jar-
dineros consideran una molesta mala hierba, pero se ha demostrado
que estimula y regenera las células madre de la epidermis cuando se
aplica externamente. Es decir, las células responsables de mantener
en forma tu piel, darle grosor y conservarla hidratada mediante la
producción de colágeno, elastina y ácido hialurónico, así como muchos otros componentes estructurales, *esas* células recuperan los niveles de la juventud. Estas células mueren y su número desciende a
medida que cumplimos años. Al aplicar directamente consuelda sobre la piel, evitamos su muerte e incluso conseguimos aumentar su
número. El uso tópico de una crema de consuelda, de la raíz o de las
hojas, estimula la piel para generar piel nueva y fresca, y es perfectamente segura para aplicarla en todo el cuerpo.

Hace tan sólo unos pocos años, la consuelda tenía mala reputación; esto se debía a que los conejos que se alimentaron con una
dieta que contenía un alto porcentaje de hojas de consuelda desa-

rrollaron cáncer de hígado. La consuelda contiene alcaloides de pirrolizidina (AP), que son unos compuestos que están relacionados con el cáncer de hígado. Muchas personas dicen haber consumido consuelda, tanto la raíz como las hojas, sin que les haya ocasionado ningún daño, y han obtenido grandes beneficios para su salud, por otra parte, muchos agricultores alimentan a su ganado con esta hierba y dicen que ha mejorado el estado de salud de los animales. Por si acaso, no recomiendo tomarla, aunque sí me gusta como tratamiento externo.

El arma de doble filo de la consuelda nos conduce a un aspecto importante sobre las células madre. La consuelda es, sin lugar a dudas, un potente proliferador celular, lo cual significa que realmente activa nuestra piel e incluso nuestros huesos, para la creación de células nuevas. Pero ese tipo de estímulo, si no está controlado, puede conducir a una proliferación descontrolada, que es lo que conocemos como cáncer. Es evidente que este hecho es algo que tengo muy en cuenta. Pero puedes estar segura de que las sustancias que recomiendo en este libro controlan la actividad de las células madre, ya que activan las células madre envejecidas sin permitir que el crecimiento celular se vuelva canceroso. Uno de los peligros asociados a las inyecciones de células madre y a la introducción de células madre embrionarias o adultas prefabricadas es el crecimiento tumoral. A pesar de los problemas potenciales de ingerir alcaloides de pirrolizidina, el uso externo de la consuelda no conlleva este riesgo.

El extracto de consuelda también es estupendo para curar heridas. Cuando cortas una fruta o una planta, el líquido que chorrea es muy rico en células madre. ¡Lo mismo sucede cuando te haces un corte! Una herida estimula la liberación de CMM y toda una gama de factores de crecimiento epidérmico (FCE) que actúan conjuntamente para reparar la herida con la mayor rapidez posible. No es por casualidad que la consuelda, uno de los mejores cicatrizantes del mundo, estimule la producción de células madre y factores de crecimiento asociados en la piel.

✳ Estrella de las células madre: cebada

La cebada contiene compuestos que se ha demostrado que estimulan eficazmente las células madre de la piel. Es una fuente rica de factor de crecimiento epidérmico y durante un tiempo fue un remedio muy popular contra las arrugas. A diferencia de los activadores celulares que hemos mencionado, la cebada posee acción estrogénica, que puede explicar su efecto antiaging sobre la piel.

✳ Estrella de las células madre: gotu kola

El gotu kola (*Centella asiatica*, conocida también como *Hydrocotyle asiatica*) es un potente antienvejecedor que afecta a la estimulación de las células madre. En el capítulo 1 vimos que esta planta activa los genes de la longevidad, sirtuinas, concretamente la SIRT1. El gotu kola inhibe también la proteína del envejecimiento: la progerina. Es uno de los cicatrizantes más potentes que se conocen y se puede usar interna y externamente para activar la reparación y el antienvejecimiento de la piel.

Mantenlos largos y fuertes: las células madre y los telómeros

El cuerpo humano está formado por sistemas que reaccionan uno con otro. Estos sistemas están hechos de órganos, como los pulmones, el hígado, los riñones y la piel. La piel es el órgano más grande del cuerpo humano. Todos los órganos, incluidos los huesos, la sangre y el cerebro, están hechos de tejidos. Los tejidos están hechos de células. Cada célula contiene un núcleo. Cada núcleo tiene veintitrés pares de cromosomas. Y cada cromosoma cuenta con un telómero en cada uno de sus extremos. Los telómeros protegen el código genético de nuestras células durante su replicación o el proceso de creación de células nuevas, como cutáneas, musculares u óseas. Los cromosomas son los códigos que permiten a nuestro cuerpo crear proteínas, los pilares de todo desde el colágeno hasta las hormonas. La replicación es el proceso mediante el cual el cuerpo cura una herida y sustituye las células desgastadas.

Los telómeros de cualquiera de los extremos de los cromosomas evitan la pérdida del material genético esencial durante la replicación. Imagina el código genético como la parte de tela de un cordón de zapatos. El telómero es el plástico que cubre cada uno de los dos extremos, evitando que el código genético se «deshilache». Sin embargo, en cada replicación, los telómeros se desgastan. Se pierden trocitos y se van acortando cada vez más. Cuando este deterioro alcanza un punto crítico y el telómero de un extremo de un código genético particular se vuelve demasiado corto, la célula muere. Este es realmente el mecanismo más básico de envejecimiento que se produce a nivel celular. Los telómeros protegen a nuestros cromosomas y evitan el envejecimiento celular. Pero ellos mismos se desgastan en este proceso. Si evitamos este deterioro, conseguiremos que todas nuestras células, desde el colágeno hasta los huesos, permanezcan mucho más jóvenes.

Las células madre adultas mueren cuando sus telómeros se acortan demasiado, pero las células madre de nuestro cuerpo tienen un gran potencial de renovación. El número de replicaciones de una célula viene determinado por la longitud de sus telómeros. Pero no es necesario inyectarnos células madre adultas para activar su potencial antiaging. Las células madre adultas cutáneas pueden seguir sustituyendo fibroblastos, por ejemplo, y se pueden activar mediante extractos de plantas naturales.

Si mantienes la longitud de los telómeros significa que puedes alargar el ciclo vital de todas tus células. Esto también es aplicable a tus células madre. Tiempo atrás se pensaba que había muy pocas células madre adultas en el cuerpo humano, y por consiguiente, que su regeneración tenía graves limitaciones. Ahora sabemos que las células madre adultas están distribuidas por todo nuestro cuerpo. Nuestra piel tiene muchas de estas células y esto nos ofrece una extraordinaria oportunidad antiaging en este nivel celular básico y vital. La relación entre la longitud de los telómeros y la juventud es muy estrecha. Es así de simple: cuanto mayor es la longitud de tus telómeros, más tiempo vives. Cuanto mayor es la longitud de tus telómeros, más joven pareces.

Al hablar de células madre y telómeros, estamos hablando de revertir el verdadero proceso de envejecimiento en el nivel celular más fundamental, porque estamos en el ámbito de la información genética. La constante vital para ser joven es la activación y la protección de las células que producen compuestos antiaging. En la piel, estas células son los fibroblastos. Como has visto en los capítulos anteriores, se pueden activar por medio de aceites esenciales, activadores de las sirtuinas e inhibidores de la progerina. Gracias a las investigaciones recientes sobre las células madre, sabemos que los fibroblastos envejecidos pueden rejuvenecer y que podemos incrementar su cantidad a los antiguos valores de la juventud. Hay agentes naturales que pueden activar tus células madre adultas y su producción, y mantenerlas jóvenes y alargar su ciclo de vida a través de activar la telomerasa y de conservar la longitud de los telómeros. Si cuidas tus telómeros fomentarás que tus células madre rindan al máximo, conseguirás que la capacidad de regeneración y de autorrenovación de la piel vuelva a sus niveles máximos de la juventud.

Las sustancias naturales que alargan los telómeros

Hay sustancias naturales que, cuando se aplican directamente sobre la piel, activan las células madre de la zona tratada. Además, hay muchas sustancias naturales que también protegen tus telómeros a un nivel más profundo. Algunas sustancias incluso alargan los telómeros que ya se han encogido y tienen un poderoso efecto antienvejecimiento. Pero como un tratamiento puede afectar a múltiples sistemas, las sustancias que alargan los telómeros pueden proteger las células madre de la piel, el pelo, los músculos y de todas las células de tu cuerpo a la vez. De hecho, cualquier cosa que te ayude a mejorar tu salud, incluida la reducción del estrés, tendrá un efecto muy positivo sobre tus células madre y revertirá extraordinariamente tu proceso de envejecimiento.

Aunque ha habido algunas dudas sobre si el alargamiento de los telómeros podría aumentar el riesgo de cáncer, hay muchas sustancias naturales seguras que protegen y alargan los telómeros y que, incluso, *previenen* el cáncer. Como observarás en la lista que viene a continuación, existe una estrecha relación entre las células madre, los telómeros, los antioxidantes y el estrógeno que hace que tu cuerpo se mantenga sano. Los antioxidantes aportan una gran protección a los telómeros, evitando su acortamiento e incluso alargándolos. El estrógeno es uno de los estimuladores de los telómeros más potentes que se han descubierto hasta la fecha, especialmente para las mujeres.

Sustancias naturales favorables para los telómeros:

Aceite de palma roja, ingerido

Vitamina D, ingerida como D3, al menos 800 UI (unidades internacionales) al día

Proteína de suero de leche (el requesón está hecho de proteína de suero de leche)

Aceite de pescado

Romero

Cacao

Arándanos

Ácido fólico

Proteínas ricas en azufre como huevos, pollo y requesón

Té verde

Frutos del bosque

Uva negra

Aceite de oliva

Aceite de aguacate sin refinar

Plantas estrogénicas y aceites esenciales.

También hay alimentos que acortan y deterioran los telómeros. Entre ellos:

Carnes procesadas, como el beicon

Azúcar, a excepción de la ribosa y la miel

Grasas saturadas que se oxidan fácilmente como el beicon, el queso y la mantequilla

Hay plantas que hacen milagros con los telómeros: el *Astragalus membranaceus,* o huang qi en chino, es especialmente eficaz, y se ha demostrado que alarga la longitud y el ciclo de vida de los telómeros. Esta planta tiene una larga historia en la medicina china, es una de las hierbas medicinales más respetadas, pertenece a una categoría que en la medicina ayurveda se llama *rasayana* y en Occidente, adaptógenos. Este tipo de plantas posee una extensa gama de propiedades hormonales y celulares que favorecen considerablemente el rejuvenecimiento. El astrágalo se viene utilizando en la medicina china desde hace dos mil años. Personalmente, yo hace más de treinta que lo uso. De hecho, lo he utilizado en todos mis programas contra el cáncer con excelentes resultados. También lo he utilizado para aumentar los glóbulos blancos de las pacientes que se están sometiendo a quimioterapia que, como ya sabemos, reduce su cantidad, puesto que la glándula timo, que es la encargada de su producción, sufre las consecuencias de los fármacos citotóxicos que se utilizan para combatir el cáncer y que terminan con todas las células que se dividen rápidamente. Cabe destacar que el astrágalo restaura la función de la glándula timo. Puesto que el envejecimiento produce un deterioro gradual que conduce a la atrofia de la glándula timo, esta planta puede corregir la pérdida de la función inmunológica que tiene lugar con la edad. La glándula timo es la glándula maestra del sistema inmunitario. El astrágalo protege contra el cáncer y alarga los telómeros. Tanto ingerido como aplicado externamente, tiene la propiedad de crear un efecto antiaging visible y rápido en todo el cuerpo, incluida la piel, donde los resultados (más clara, frescura y brillo) son muy evidentes.

El estrógeno: estimulador celular, cicatrizante, alargador de telómeros

El estrógeno estimula el crecimiento celular porque las células madre poseen receptores de estrógeno. Estimula el crecimiento de las células mamarias, endometriales, uterinas y cerebrales. Pero los efectos más importantes en cuanto a riesgo de cáncer son los de la proliferación celular sobre estos tejidos sensibles a las hormonas. Cuando se produce un crecimiento descontrolado puede sobrevenir un cáncer. Los antioxidantes controlan el crecimiento celular y de este modo también mantienen controlado el crecimiento celular provocado por el estrógeno, protegiéndonos contra el cáncer. De hecho, la activación descontrolada de las células madre mamarias a causa del estrógeno es lo que puede producir cáncer de mama. El objetivo de mi libro es la estimulación antiaging para evitar cualquier riesgo de cáncer. Esto supone la estimulación con control celular que se puede conseguir fácilmente mediante sustancias naturales.

La relación entre el estrógeno y la cicatrización de heridas también es importante. En un estudio se observó que el estrógeno tópico mejoraba significativamente la cicatrización de heridas en hombres y mujeres mayores, aceleraba el índice de curación y mejoraba de manera notable la integridad de la herida a los ochenta días de haberse producido.

Los aceites estrogénicos activan las células madre y los factores de crecimiento, porque aumentan el colágeno, la elastina, el hialuronano y todos los componentes estructurales de matriz celular que hacen que nuestra piel sea firme, esté hidratada y joven. Estos aceites, aplicados directamente sobre el rostro y el cuello, te ayudarán a rellenar las mejillas, la zona del contorno de los ojos, la frente y los labios, así como a conseguir mayor redondez en el cuello y librarte de las cuerdas musculares de debajo de la mandíbula.

El estrógeno también alarga los telómeros, que en última instancia, ayudan a proteger la piel de los efectos nocivos de los rayos ultravioleta y al cerebro del alzhéimer, a la vez que aumentan la esperanza de vida de las células madre. Para recobrar unos niveles hormonales como en la juventud debes hacerlo con sustancias naturales, no con hormonas sintéticas o bioidénticas.

En los preparados estrogénicos naturales para la piel utilizo regaliz, fenogreco y aceites esenciales de semillas de eneldo y semillas de hinojo. La miel también es un potente estrogénico, nos protege de la pérdida de masa ósea y de la atrofia uterina y vaginal en las mujeres posmenopáusicas, así como contra el cáncer, especialmente los sensibles a las hormonas. La miel aumenta con eficacia los factores de crecimiento de la piel, estimula las células madre mesenquimales y los fibroblastos.

TRATAMIENTOS ANTIAGING BIOLÓGICO

Te recomiendo que elijas los tratamientos basándote en la disponibilidad del producto, su coste y tus preferencias personales. Con uno basta para tratar el mecanismo antienvejecimiento, pero dos o más pueden acelerar la mejoría general o tratar algún problema específico que puedas haber descuidado. Cada uno utiliza un ingrediente de los que hemos hablado en este capítulo. ¡Disfrútalos!

Consuelda: utiliza sólo externamente la consuelda en polvo. Puedes fabricar una loción para estimular las células madre muy fácilmente. Hierve a fuego lento seis cucharaditas de la planta en 500 mililitros de agua. Déjala enfriar, cuela el líquido, embotéllalo y guárdalo en la nevera. También puedes hervir a fuego lento la misma cantidad de consuelda en polvo en 500 mililitros de gel de aloe vera, cuélalo y guárdalo en la nevera. Aplícalo sobre la cara, el cuello, los brazos y el cuerpo al menos una vez al día. Puedes usar el tratamiento externo sobre tu rostro, que es donde más se necesita, con más frecuencia. Para la cara, a mí me gusta usar el tratamiento que haya elegido al menos dos veces al día o ¡con más frecuencia si siento que necesito una ayuda urgente! Aplícate el tratamiento y déjatelo puesto de cinco a diez minutos, luego aclárate la cara. Este tratamiento, como todos los que no tienen una base de aceite, puede secarte un poco la cara, así que escoge alguno de los aceites que menciono en este libro para aplicártelo después de haberte aclarado la consuelda.

Cebada: hierve de 15 a 200 gramos de cebada perlada hasta que se ablande, déjala enfriar y cuela el líquido. Guárdalo en una botellita en la nevera. Aplícatelo sobre la cara, el cuello y los brazos, déjatelo puesto de cinco a diez minutos, aclárate y aplícate un tratamiento con base de aceite, como en el caso anterior.

Astrágalo: seis cápsulas al día.

Amla (contiene vitamina C y antioxidantes): disuelve 500 gramos de aceite de coco virgen en una olla a fuego suave y añade seis cucharaditas de amla en polvo (*Emblica officinalis*). Hierve a fuego lento la mezcla durante quince minutos y asegúrate de que no se pega; sácala del fuego, déjala enfriar, cuélala mientras todavía esté líquida. Guárdala en un envase de boca ancha, pues se endurecerá, aunque se deshace al contacto con el calor corporal. Guárdala en la nevera. Usa este tratamiento sobre la piel limpia, sin maquillaje. Póntelo en la cara, el cuello y los brazos. Te lo puedes dejar puesto, pero elimina suavemente el exceso de producto sobre tu rostro, ya que es demasiado aceitoso.

Resveratrol: come todos los días alimentos que contengan resveratrol o utiliza una loción rica en resveratrol directamente sobre tu piel. Te recomiendo que te apliques directamente sobre la cara cacao en polvo sin azúcar disuelto en agua caliente, y acláralo a los cinco o diez minutos. Después ponte escualeno, aceite de coco o de aguacate para compensar la sequedad.

Aceite de palma roja: toma diariamente cuatro cucharaditas y aplícate un poco sobre la piel, especialmente, en la cara. Este aceite es anaranjado, así que ten cuidado con la ropa de color claro. ¡Lávate o aclárate el aceite antes de salir a la calle!

Aceites y plantas estrogénicos: la infusión de regaliz se puede usar externamente, es fácil de preparar, basta con hacer una infusión fuerte con tres bolsitas de regaliz y dos tazas de agua hirviendo, déjala enfriar y aplícate la loción sobre la cara, el cuello y los brazos. No es necesario que la aclares. Puedes echar unas gotitas de aceites esenciales de semillas de eneldo e hinojo al aceite de aguacate, unas 30 gotas de aceite esencial (o 15 de cada uno) a 100 mililitros de aceite de aguacate. Aplícatelo al menos dos veces al día sobre la cara, el cuello y los brazos.

Alimentos que alargan los telómeros: introduce al menos dos tipos de estos alimentos en tu dieta. Véase la lista de alimentos de este mismo capítulo.

Miel: prepárate una mascarilla de miel pura para la bañera o la ducha, o una loción de miel disolviendo dos cucharaditas de miel en 500 mililitros de agua. Este preparado es un poco pegajoso y fermentará en el transcurso de una semana, pero es muy eficaz y te deja la piel suave y joven si lo usas a diario.

6

Bueno para los huesos

MECANISMO ANTIAGING: revertir y prevenir la pérdida de masa ósea.

FINALIDAD: reducir la pérdida de hueso, restaurar los rasgos faciales, reforzar la columna y las caderas.

ESTRELLAS: ciruelas prunas, cebollas, fenogreco, hinojo, maca, boro, aceite esencial de hinojo.

Para parecer más joven ya no basta con suavizar las líneas de expresión o rellenar las arrugas. Hasta los cirujanos estéticos saben que el estiramiento de la piel durante un lifting facial no puede ocultar los drásticos efectos de la pérdida y la remodelación de masa ósea que tienen lugar con la edad. Esto produce un envejecimiento visible que no hay maquillaje, crema, tratamiento cosmético o relleno que pueda restaurar o imitar de un modo realista los contornos naturales.

La pérdida ósea se puede evitar y detener. ¡El hueso puede volver a crecer! El hueso está vivo, los huesos sufren un desgaste y se reconstruyen a diario. Puedes verlo y sentirlo. La pérdida de masa ósea relacionada con la edad no sólo nos encorva la espalda y ocasiona fracturas. Sus efectos son visibles en la cara, que cambia extraordinariamente de forma con el paso de los años. Donde más se nota la pérdida de hueso es en las mejillas y en la zona del contorno de los ojos. Este tipo de pérdida ósea es la que provoca la aparición de las bolsas debajo de los ojos. La pérdida ósea en la mandíbula te cambia el perfil. La pérdida ósea en cualquier parte de tu esqueleto, la estructura del cuerpo, produce una tremenda merma de soporte para los músculos, la grasa y la piel, que genera flacidez y arrugas. Algunos cirujanos recomiendan los implantes de mejillas y se están perfeccionando procedimientos nuevos que implican romper las mandíbulas y recolocarlas para corregir la pérdida de masa ósea facial, pero la estructura ósea subyacente no mejora con estas técnicas quirúrgicas. Los huesos faciales seguirán siendo tan delgados como antes de las intervenciones. A menos que se den los pasos necesarios para frenar la pérdida ósea y construir sobre el hueso existente, el envejecimiento conducirá a una mayor erosión de la estructura facial a medida que los huesos se sigan degradando y haciendo más finos.

La pérdida de tejido óseo también hace que nos sintamos mal. Del mismo modo que las arrugas son un signo de que necesitas rejuvenecer tu piel y que los sofocos son el indicio de que has de mejorar tu función estrogénica, los problemas y dolores dentales y el dolor en la zona inferior de la espalda indican que tienes problemas de huesos. No obstante, la buena noticia es que al subir tu nivel hormonal hasta un nivel óptimo con alimentos naturales, plantas y suplementos también engrosas tu masa ósea. Hacer todo lo posible por mantener y restaurar la fortaleza y flexibilidad de tu masa ósea es imprescindible para tu aspecto y tu calidad de vida.

Puedes devolverle la fuerza y flexibilidad de la juventud a tus vulnerables huesos, no sólo para tener un aspecto joven, sino para moverte como una persona joven, siguiendo las instrucciones de este capítulo.

La otra O mayúscula: osteoporosis

Una pérdida grave de masa ósea puede conducir a la osteoporosis. Como hemos visto, el hueso está vivo, es tejido activo que se rompe y se repara a diario. Cuando eres joven, el crecimiento de células óseas supera a su destrucción. Pero, a medida que envejecemos, se acelera la pérdida de hueso y se retrasa el crecimiento o incluso se detiene. Este proceso acaba provocando una condición que se caracteriza por agujeros o espacios huecos entre las partes sólidas del hueso, que hacen que este se vuelva poroso. *Osteoporosis* es el término médico para la pérdida de grosor del hueso que tiene lugar cuando el proceso de rotura ósea supera el ritmo de reparación y reconstrucción.

La osteoporosis es una de las consecuencias más comunes y conocidas del envejecimiento. En los cinco o siete años que siguen a la menopausia, las mujeres pueden llegar a perder hasta un 20% de su densidad ósea, y aproximadamente, nueve millones de personas en Estados Unidos padecen esta enfermedad, que afecta por igual a todos los grupos étnicos. Las personas con osteoporosis se rompen los huesos con facilidad, por lo general, la muñeca, la columna, la cadera, la pierna o el brazo. Esto suele pasar al mínimo impacto, por lo que una persona con osteoporosis puede romperse un hueso al estornudar, al abrazar o ser abrazada, al darse un golpe con algún mueble o al torcerse el pie al bajar un bordillo. Afortunadamente, la osteoporosis se puede evitar y corregir en el caso de que la padezcas.

En la osteoporosis están implicados factores celulares y hormonales. Puesto que la osteoporosis se debe a un declive hormonal, la restauración de la función hormonal evitará la pérdida ósea y sustituirá el hueso que se ha perdido debido a esa carencia hormonal. El estrógeno es la hormona principal, pero también hay otras implicadas, como la progesterona. Los factores celulares que implican minerales y mecanismos bioquímicos que actúan junto con las hormonas también juegan un papel importante en proteger y restaurar la masa ósea perdida. En mi práctica profesional, el desconocido aceite esencial de elemi me ha ayudado a acelerar la curación de fracturas óseas, puesto que trabajo con muchas expertas en artes marciales, y las fracturas son las secuelas de las competiciones y entrenamientos. Te recomiendo que añadas elemi en tu preparado facial para reafirmar tu piel y para la estructura de los huesos faciales, pero también te aconsejo que lo uses en los huesos de la cadera, en la tibia y en los antebrazos.

¿Corres riesgo de perder masa ósea?

El mantenimiento y la fabricación de hueso son procesos complejos que involucran a varias hormonas y nutrientes, lo cual es una gran noticia, porque las sustancias naturales son complejas, afectan a varias hormonas a la vez y contienen una amplia gama de nutrientes buenos para los huesos. Aunque solemos pensar que la densidad de los huesos es un buen marcador de nuestra salud ósea, hay una forma mucho más importante de valorar su estado de salud: la flexibilidad. La flexibilidad es esencial para evitar fracturas, por ejemplo. Usar agentes varios que favorezcan distintos aspectos de la salud ósea es fundamental para tener unos huesos sanos durante toda la vida.

La acción estrogénica mantiene y reconstruye la masa ósea, de modo que si estás perimenopáusica o ya estás en plena menopausia y tienes sofocos, también estás perdiendo masa ósea. Aumentar tu ingesta de plantas con acción estrogénica como el hinojo, lúpulo, fenogreco y aceite de onagra es esencial para conservar tu masa ósea y restaurar la que has perdido. El fenogreco y el hinojo, por ejemplo, son estrogénicos y también contienen un compuesto llamado diosgenina, que ayuda a fabricar hueso nuevo. Estas plantas medicinales potencian la actividad hormonal favorable y reducen el riesgo de cáncer. Aunque el estrógeno sintético también mantiene la masa ósea, no la fabrica ni restaura. Antes se pensaba que el estrógeno sintético en forma de estradiol era la única respuesta, pero compuestos naturales como la diosgenina fomentan la osteogénesis y forman hueso nuevo.

Vamos a hablar más en profundidad sobre el término *diosgenina*, puesto que volverá a aparecer en los siguientes capítulos. La diosgenina es un compuesto que se encuentra en las plantas y que tiene actividad hormonal; actúa básicamente, aunque no en exclusiva, como estrógeno, en una extensa gama de mecanismos. La mejor forma de obtener diosgenina es tomando hierbas ricas en este compuesto, como el fenogreco, el hinojo, la zarzaparrilla, el boro y la maca. La diosgenina y las plantas que la contienen pueden conseguir lo que el estrógeno sintético no puede: detener la pérdida ósea y estimular la formación de hueso nuevo. Aumentan el riego sanguíneo en el hueso, que es una condición necesaria para su reparación y crecimiento, fomentan la síntesis de proteínas de matriz ósea y la formación de depósitos de calcio, que a su vez incrementan la formación de hueso. La diosgenina aumenta el aporte de sangre que refuerza el crecimiento óseo, y lo hace a través de estimular el estrógeno. Los investigadores, basándose en sus estudios, en los que utilizaron estrógeno sintético, pensaban que el estrógeno sólo mantenía la densidad ósea después de la menopausia, pero ciertos experimentos posteriores con diosgenina revelaron que este compuesto produce crecimiento óseo, al menos en parte, a través de su acción estrogénica. De hecho, la diosgenina actúa como precursor del estrógeno, la progesterona y la testosterona.

Hierbas como el fenogreco y el hinojo contienen diosgenina, que inhibe las metaloproteinasas y aumenta el colágeno de la piel. La raíz de ñame silvestre es la planta más conocida que contiene diosgenina, pero no es apta para todas las mujeres. A algunas las deprime y les hace llorar. También puede reducir la talla de pecho. La zarzaparrilla, sin embargo, aporta energía y favorece el crecimiento del pecho. Estas plantas medicinales tienen otros compuestos que realzan sus efectos benéficos, pero lo que influye en los huesos es la diosgenina. La diosgenina favorece la formación de hueso en todas las partes del cuerpo, incluida la mandíbula, que es esencial para la masa ósea y la estructura. La diosgenina también refuerza los dientes, los mantiene blancos y sanos. La pérdida de los dientes en la vejez se debe en gran parte a la pérdida de densidad de las mandíbulas, aunque la gingivitis también es otro factor importante. Curiosamente, la retracción de las encías se debe a la disminución de las hormonas, especialmente del estrógeno. Todas las vitaminas y los minerales que menciono en este capítulo, que refuerzan los huesos, también refuerzan los dientes.

Las hormonas son los factores primarios implicados en el crecimiento óseo y en la pérdida ósea, pero el estilo de vida y la dieta también pueden afectar a la salud de los huesos. Con ello me estoy refiriendo al alcoholismo, al tabaco, a ser muy delgada y alta, a hacer demasiado ejercicio, a ser anoréxica, a un estilo de vida sedentario y a una dieta rica en sacarosa; así como a medicamentos anticonvulsivos, benzodiacepinas, esteroides como los inhaladores para el asma, y a dosis altas de medicaciones para el híper o hipotiroidismo, todo ello puede producir pérdida de masa ósea.

Soluciones naturales para la salud ósea

En las dos últimas décadas nuestros conocimientos sobre salud ósea han avanzado notablemente. Ahora sabemos que los minerales, los ácidos grasos, los antioxidantes y las vitaminas son importantes para prevenir la pérdida ósea y mantenerla a medida que envejecemos. Aquí tienes, ordenados aleatoriamente, algunos de los principales participantes en la salud de los huesos: calcio, magnesio, boro, vitamina D, vitamina K, vitamina C, silicona, ácidos grasos omega-3, ácidos grasos omega-6, manganeso, cobre, zinc, azufre e iodina. ¡Sería imposible tragar una píldora que contuviera todos los nutrientes necesarios para la salud de nuestros huesos! Por suerte podemos combinar alimentos, hierbas y suplementos para conseguir potentes beneficios para la formación de hueso. Cuanto antes empieces a cuidar de tus huesos con estas sustancias, mejor. Nunca es demasiado pronto ni tarde para empezar. No obstante, mientras una mujer de cuarenta y cinco años, que todavía se encuentra en la fase inicial de pérdida ósea la recuperará con bastante rapidez, una mujer de ochenta que ha perdido una gran cantidad de la misma, experimentará una mejoría más a largo plazo.

El magnesio, la vitamina K y el lúpulo son agentes que vale la pena destacar. El magnesio forma parte de más de trescientas reacciones bioquímicas de nuestro cuerpo y desempeña una función esencial en la producción de energía y en la formación de hueso. La vitamina K de las verduras de hoja verde también es esencial para tener unos huesos fuertes. La cerveza también fortalece los huesos, puesto que es una buena fuente de sílice, otro mineral imprescindible para la salud ósea. La mayoría de las cervezas contienen lúpulo, una planta estrogénica. Su acción estrogénica compensa eficazmente el descenso de la hormona sexual estradiol que tiene lugar antes, durante y después de la menopausia, de modo que ayuda a retener más estructura ósea. El té verde, el té negro, la cebada, la achicoria y el cacao tienen extraordinarias propiedades para fomentar la formación de hueso, de modo que inclúyelos en tu dieta diaria.

✳ Estrella de la salud ósea: maca

El cuerpo humano es muy complejo y las interacciones entre las hormonas son muy dinámicas. Lo ideal es que la formación de hueso y su proceso de reparación estén compensados con la rotura. Esto es justamente lo que sucede en la infancia y en la juventud, y se mantiene hasta que cumplimos los treinta. Una vez superada esa edad, la rotura ósea empieza a superar a la capacidad de reparación y formación de hueso, proceso que se acelera a medida que vamos cumpliendo años. Como acabamos de ver, esto no es en modo alguno inevitable, a pesar de que este desequilibrio sea tan común como para ser considerado normal. Pues no es normal; más bien, es la consecuencia de una alimentación muy alejada de la ideal y de estilos de vida que provocan la rotura de los huesos a fin de devolver la acidez en la sangre a su estado neutro.

Los bajos niveles de estrógeno y de progesterona en las mujeres después de la menopausia merman su masa ósea, incluida la de las mandíbulas, que cambia la estructura facial. La actividad estrogénica mantiene los huesos y, si esta acción recibe el apoyo de la acción de los polifenoles, un tipo de antioxidante, se puede restaurar la pérdida ósea.

La maca o *Lepidium meyenii* es una raíz con extraordinarias propiedades antiaging. La maca contiene muchos compuestos con propiedades antioxidantes, además de una beneficiosa y compleja acción hormonal. ¡Esto la convierte en una dinamo para la formación de hueso! Produce fertilidad en ambos sexos, pero su acción hormonal puede resultar confusa. En algunos experimentos ha demostrado tener una gran acción estrogénica y ha aumentado el peso del útero; sin embargo, en otros su acción ha sido más progestogénica, es decir, que ha elevado los niveles de progesterona, que en este caso es una buena noticia para nosotras porque la progesterona es muy eficaz formando hueso. Se la considera la hormona de mayor potencial oseotrófico (crecimiento óseo).

Es posible que la amplia gama de efectos de la maca también se deba a algún mecanismo nuevo que todavía no se ha acabado de aclarar. Es más que probable que la maca actúe a través del cerebro de forma similar a como lo hace el *Panax ginseng*, por ejemplo, estimulando la glándula pituitaria, que a su vez activa el sistema hormonal de nuestro cuerpo, especialmente los ovarios en las mujeres y los testículos en los hombres, para producir las importantes hormonas sexuales. Esto explicaría por qué los efectos de los suplementos de maca, muchas veces no se acaban de notar hasta aproximadamente los cuatro meses de tratamiento.

La maca aumenta el colágeno IV y la síntesis de integrina, que dan firmeza a la piel. Estimula el crecimiento del cabello y forma una capa protectora alrededor del tallo piloso dando más cuerpo al pelo. La maca te protege de los efectos negativos del estrés, aumenta la energía y la memoria y actúa como antidepresivo y antioxidante, aunque ya hayas pasado la menopausia. La maca es muy eficaz para estimular la ovulación, aumenta el número de folículos ováricos maduros. La maca es muy eficaz como protector solar, tanto si la ingieres como si la usas como tratamiento tópico. Protege el hígado y previene el cáncer de mama. Todos estos efectos son muy valiosos y muy antiaging. Además la maca refuerza los huesos a través de un mecanismo estrogénico, incluso después de la menopausia.

✳ Estrella de la salud ósea: boro

El boro es el mineral responsable del crecimiento normal y desempeña un papel fundamental de prevenir e invertir la osteoporosis. Lo más fascinante es que el boro sube los niveles de 17-beta-estradiol en las mujeres posmenopáusicas, este efecto hace que este mineral sea un suplemento de vital importancia en cualquier programa antiaging. El boro es tan eficaz elevando la concentración de estradiol en las mujeres posmenopáusicas que se puede usar como alternativa a la terapia hormonal sustitutiva sintética. El boro, además de subir el estradiol estimula la hormona paratiroides. De hecho, el boro parece tener la misma relación con esta hormona que la iodina con la tiroides. Las cuatro glándulas paratiroides están situadas en el cuello cerca de la tiroides. La paratiroides segrega la hormona paratiroides, que es la responsable de mantener el calcio dentro de una estrecha franja óptima. En los casos de deficiencia de boro, la paratiroides sobrerreacciona y aumenta la secreción de la hormona paratiroides, que impulsa a los osteoclastos a que rompan hueso para liberar calcio. Esto provoca la pérdida de calcio en los huesos y en los dientes.

La ingesta insuficiente de boro desequilibra el proceso de reparación y formación de hueso, generando la subsiguiente pérdida de volumen óseo. La dosis adecuada de boro aumenta el crecimiento óseo u osteogénesis. El boro aumenta la actividad de los osteoblastos; los osteoblastos son las células que forman hueso nuevo. No estamos hablando de simplemente prevenir la pérdida de hueso, puesto que ¡el boro aumenta su volumen hasta en los huesos más dañados y finos por la osteoporosis!

La gran hazaña del boro es que rejuvenece los huesos envejecidos. Nos protege de las caries dentales, mantiene la firmeza de las mandíbulas fuertes y los dientes bien sujetos y sanos. Los dientes que se parten, se carean y se mueven son una de las causas de desnutrición en las personas mayores. Unas mandíbulas fuertes y unas mejillas y frente jóvenes, significa que tus rasgos faciales y tu perfil se conservarán en una condición óptima. El afinamiento típico de los huesos faciales hace que los rasgos de la cara se aplasten y cambia su fisonomía hasta hacerla casi irreconocible.

✳ Estrella de la salud ósea: ciruelas

Las ciruelas son una fuente rica en boro y un tipo de polifenol. En un estudio donde se compararon dos grupos de mujeres, un grupo incluyó en su dieta diez ciruelas al día, mientras que el otro comió manzana seca. ¿Cuáles fueron los resultados? ¡Las que comieron ciruelas aumentaron significativamente su densidad ósea! La floridzina, un compuesto de la manzana tiene muchas propiedades para la salud ósea, pero puede que no esté presente en grandes concentraciones en las manzanas secas. En el estudio, las mujeres que comieron ciruelas experimentaron un aumento en su densidad ósea, mientras que las que comieron manzanas secas no, o no en la misma proporción. El verdadero poder antiaging procede de saber qué frutas, verduras, hierbas u otras sustancias naturales son mejores para cada mecanismo concreto de envejecimiento. No obstante, aunque en este caso las ciruelas fueron más eficaces que las manzanas secas, los investigadores habían observado grandes resultados con los zumos de manzana, el vinagre de sidra de manzana y los polifenoles de la manzana. De modo que al comparar los frutos secos, las ciruelas son mejores que las manzanas, pero si quieres una salud ósea general, hay otros productos de las manzanas que pueden hacer maravillas y te aconsejo que los incluyas en tu dieta. Los polifenoles de la manzana también son eficaces estimulando las acuaporinas, los poros de las membranas celulares que regulan el contenido de agua y grasa en el interior de nuestras células. Las acuaporinas se vuelven menos numerosas y activas con la edad, esto provoca piel seca y aumento de peso, y los polifenoles de la manzana estimulan ese proceso y reavivan las acuaporinas.

Los extraordinarios beneficios de las ciruelas sobre los huesos se ensalzan todavía más cuando se comen con fructooligosacáridos, conocidos también como oligofructanos u oligofructosa. Son los azúcares que se encuentran en los plátanos, ágave, achicoria y cebollas. Los fructooligosacáridos (FOS) se pueden usar como edulcorantes. Estimulan el crecimiento de las bacterias buenas del intestino, aumentan el bienestar, la salud y nos protegen contra enfermedades infecciosas. Las bacterias buenas del intestino también contribuyen a tener una actitud mental positiva, reducen la depresión y la fatiga. Cuando tomamos FOS y ciruelas juntos, ¡el resultado es uno de los formadores de hueso más potentes que existen! Cuando los fructooligosacáridos se toman en polvo concentrado o en líquido es casi imposible evitar cierto malestar gastrointestinal como hinchazón y dolor en el estómago, por consiguiente, es mucho mejor tomarlos comiendo plátanos o café de achicoria, una bebida que también contiene melanoidinas, otro compuesto de eficacia increíble.

 ## Estrella de la salud ósea: cebollas

Las cebollas contienen polifenoles, fructooligosacáridos y son una gran fuente de azufre, los tres son necesarios para la salud de nuestros huesos. Son buenas para el corazón y el cerebro, hacen desaparecer los morados si las aplicas directamente sobre ellos, y en un preparado correcto, hacen desaparecer las arrugas y la rigidez de las articulaciones, incluso potencian el crecimiento del cabello. Estos humildes y pequeños bulbos también regeneran los huesos, ¡te devuelven el aspecto juvenil que tenías antes! Puedes comerlas crudas o tomar cada día cebolla en polvo para reconstruir tu masa ósea. La cebolla en polvo es muy eficaz para estimular la acción de los osteoblastos, aun cuando el nivel de estrógeno sea bajo, situación habitual después de la menopausia, y cuando los huesos han estado expuestos al humo del tabaco.

Por último, las cebollas, especialmente las rojas, también son una buena fuente de quercetina y evitan la formación de los dímeros de pirimidina después de tomar el sol, además de prevenir la metástasis.

✳ Estrella de la salud ósea: quercetina

La quercetina se une a los receptores de estrógeno y previene la rotura ósea, principalmente después de la menopausia. Los osteoclastos son las células óseas que rompen el hueso cuando necesitan liberar calcio. Los osteoclastos suelen estar compensados por los osteoblastos, que son los encargados de fabricar masa ósea. Después de la menopausia, los osteoclastos están muy activos, pero los osteoblastos están en minoría, y los que quedan se van volviendo cada vez menos activos. La consecuencia son huesos finos y quebradizos con un alto riesgo de fractura. Este deterioro se produce rápidamente después de la menopausia. Como has visto al inicio de este capítulo, aproximadamente a los cinco años después del inicio de la menopausia, las mujeres podemos perder hasta el 20% de nuestra masa ósea. Los siguientes alimentos contienen quercetina:

Cebollas, especialmente las rojas

Cebolla en polvo (sin sal)

Té negro

Manzanas, zumo de manzana, vinagre de sidra de manzana

Vino tinto

Frutos del bosque como arándanos y fresas

Cacao en polvo y chocolate rico en cacao

Chile

Alcaparras

 ## Estrella de la salud ósea: kuzu

El kuzu tiene una potente acción estrogénica. Guarda un enorme parecido a la hormona femenina estradiol, tiene de un 80 a un 90% de acción estrógenica y protege contra el cáncer. Favorece el crecimiento de los senos y del útero. Los senos, la vagina y el útero se atrofian después de la menopausia, como lo hacen la piel, los músculos, el pelo y los huesos. Es muy eficaz para prevenir y revertir estos efectos del envejecimiento debidos al bajón hormonal. El kuzu, junto con la *Pueraria mirifica,* una planta de la misma familia, contiene puerarina. Este es el compuesto responsable de su acción estrogénica. Las investigaciones han demostrado que la puerarina tiene efectos extraordinarios sobre los osteoblastos, aumenta su número y los hace madurar, de este modo promueve el crecimiento óseo. Mientras el kuzu tiene una potente acción estrogénica, también protege contra los cánceres sensibles al estrógeno. Puede ayudar a curar la endometriosis, que es una patología relacionada con una actividad estrogénica irregular.

El kuzu es una buena fuente de genisteína y daidzeína, dos hormonas vegetales con acción estrogénica que se encuentran en la soja. La genisteína y daidzeína tienen grandes propiedades para la formación de hueso. El kuzu es una gran alternativa a la soja para las personas que evitan los productos de soja. La soja crea hueso, rejuvenece la piel y hace crecer el pelo gracias a que contiene genisteína y daidzeína, y el kuzu también tiene esos efectos.

¿Es malo el azúcar para los huesos?

Algunos azúcares, dependiendo de varios factores, pueden ser nocivos o buenos para la salud ósea. Veamos primero los aspectos negativos, puesto que la prevalencia de una dieta demasiado rica en azúcar o sacarosa es actualmente una de las grandes preocupaciones en Estados Unidos. *Sacarosa* es la palabra correcta para lo que conocemos como «azúcar». La sacarosa es un disacárido, esto significa que cada molécula de sacarosa está hecha de dos azúcares, glucosa y fructosa (que son monosacáridos). El color de la sacarosa no altera su composición química, por tanto, puede ser blanca, marrón o del color del azúcar moscabado y la melaza. El azúcar refinado, concretamente, acelera de manera alarmante el envejecimiento de la piel y de los huesos y sustitutos del azúcar, como el aspartamo, estimulan las neuronas, con frecuencia, en exceso y acaban destruyéndolas. Una de las razones por las que el azúcar debilita los huesos es porque no contiene minerales. Los minerales tienen un efecto alcalinizante sobre la sangre, mientras que las proteínas y el azúcar son acidificantes. Para conseguir una sangre neutra, en lugar de ácida, necesitamos algo alcalino. Los minerales son alcalinos, el principal es el calcio. Si no comes alimentos que contengan calcio, por ejemplo, cuando te comes un pastel dulce, tus huesos se rompen para liberar calcio, que neutraliza la acidez. El magnesio también es un mineral muy alcalinizante, que es una de las razones por las que nos protege de la pérdida ósea. El boro que se encuentra en el cuerpo humano en diminutas cantidades puede revertir la pérdida ósea y formar hueso nuevo. Es más, las células óseas responsables de la formación de hueso nuevo, los osteoblastos, poseen receptores de insulina y la glucosa los estimula para que generen hueso nuevo, pero sólo si los niveles de glucosa no suben demasiado. El exceso de azúcar en sangre, como sucede en la diabetes o en una dieta rica en azúcar, puede provocar la fractura ósea. La canela, el fenogreco y la avena mantienen eficazmente los niveles de azúcar en límites saludables.

Por raro que nos parezca, no todo el azúcar es nocivo para los huesos. El sulfato de glucosamina, un suplemento que puede ayudar a reparar una lesión del menisco de la rodilla, nuestro cuerpo lo sintetiza de la glucosa, del aminoácido glutamina y del azufre. El ácido hialurónico es uno de los glucosaminoglucanos más importantes, que son compuestos que contienen glucosa. Como ya hemos visto antes, el ácido hialurónico es una molécula hidratante muy eficaz. La trehalosa es otro azúcar que se ha descubierto que posee grandes beneficios para la salud, incluido la formación de hueso. La trehalosa se encuentra en las setas y en la miel. Estos dos alimentos dan firmeza y tono al cutis. La melaza es un edulcorante rico en minerales que favorece la salud ósea. Tanto la miel como la melaza tienen acción estrogénica y contienen minerales, incluido boro y una gama de vitaminas B, todas ellas con actividad hormonal y que facilitan el crecimiento de hueso nuevo.

Hacer ejercicio y golpeteo suave en el rostro

El ejercicio desempeña un papel primordial en lo que respecta a la formación de masa ósea. La inactividad conduce a la pérdida de masa ósea y este proceso es singularmente rápido. Los astronautas sufren una considerable pérdida de masa ósea después de estar unas pocas semanas en el espacio. La fuerza de la gravedad sobre nuestros huesos es el ejercicio básico y el estrés que esto provoca los mantiene fuertes. Cuando este estrés desaparece, los huesos se vuelven finos con mucha rapidez. Caminar, correr y el entrenamiento de fuerza provocan estrés y refuerzan nuestro esqueleto. También favorecerá a los huesos faciales en cierta medida, pero para reconstruir tus pómulos y mandíbulas deberías realizar un suave golpeteo en estas zonas con tus nudillos todos los días. Esto te llevará sólo unos minutos, pero te ayudará a mantener un aspecto joven. Simplemente, cierra los puños sin apretarlos y golpetea con suavidad tus pómulos, la mandíbula y la frente con tus nudillos. Un golpeteo suave y repetitivo es suficiente. También puedes hacerlo por encima de las cejas y la zona carnosa de las mejillas.

TRATAMIENTOS ANTIAGING BIOLÓGICO

Te recomiendo que elijas los tratamientos basándote en la disponibilidad del producto, su coste y tus preferencias personales. Con uno basta para tratar el mecanismo antienvejecimiento, pero dos o más pueden acelerar la mejoría general o tratar algún problema específico que puedas haber descuidado. Cada uno utiliza un ingrediente de los que hemos hablado en este capítulo. ¡Disfrútalos!

Fenogreco e hinojo: toma cuatro cucharaditas de fenogreco y cuatro de hinojo cada día. Divídelo en dos o tres dosis, si lo prefieres. Mezcla los polvos en zumo de manzana o agua y bébetelos.

Boro: toma de 3 a 9 miligramos de boro al día. La marca Solgar tiene un suplemento de boro muy útil.

Maca: toma cuatro cucharaditas de maca en polvo al día. No es necesario que uses la versión gelanitizada. Puedes mezclarla con el yogur o con zumo, remuévela bien y bébetela o cómetela inmediatamente antes de que se espese.

Ciruelas, plátanos y cebollas. Diez ciruelas, un plátano y una cebolla al día te ayudarán a tener unos huesos fuertes. La cebolla puedes freírla en aceite de oliva o de cártamo. También puedes usar cebolla en polvo pura, mezclarla con agua y bebértela. Puede que luego tengas que tomar un poco de yogur, por si la cebolla te ha provocado un poco de indigestión. La cebolla en polvo frita en aceite de oliva es una base excelente para preparar curries y salsa de tomate.

Kuzu y almidón de kuzu de la marca Clearspring: echa dos cucharaditas del polvo a una taza con zumo de manzana, remuévelo bien y bébetelo antes de que se espese. También puedes cocinar el kuzu, si lo prefieres. La masa para rebozar la tempura suele estar hecha de kuzu, pero tienes que asegurarte de que tomas dos cucharaditas y esto puede ser un poco engañoso si no sabes qué cantidad hay en la masa para rebozar.

Zumo de manzana: consigue tu dosis de floridzina con 236 mililitros de zumo de manzana al día.

Cerveza: no estoy a favor de beber de forma irresponsable, pero una botella de una buena cerveza al día puede ayudar a fortalecer los huesos. Cuanto más oscura sea, más sílice, cebada y malta tendrá, y estarás obteniendo melanoidinas además de las propiedades estrogénicas de la cebada y el lúpulo.

Vitamina D, calcio y magnesio: toma entre 400 y 1.000 UI de vitamina D3 al día. La leche de cabra biológica o el yogur bajo en grasa o de leche entera son una gran fuente de calcio. Los suplementos de magnesio tienen que contener de 200 a 400 miligramos de magnesio elemental, ya sea citrato, quelato o de alguna otra forma.

Golpeteo facial: date golpecitos en los huesos faciales una vez al día.

Elemi: echa 30 gotas de este aceite esencial a tu aceite base. Si no puedes encontrar este increíble pero poco común aceite, puedes sustituirlo por aceite esencial de mirra o incienso para obtener resultados semejantes.

7

Convierte la grasa en músculo

MECANISMO ANTIAGING: volver a un porcentaje de grasa y masa muscular como en la juventud.

FINALIDAD: reducir y eliminar la grasa y la celulitis.

ESTRELLAS: ginkgo, vinagre de sidra de manzana, proteína de suero de leche, romero, arándanos, café, aceite esencial de semillas de eneldo.

E l envejecimiento aumenta el porcentaje de grasa corporal respecto al índice de masa muscular. Muchas personas se lamentan de que engordan a medida que se van haciendo mayores, aunque no coman más que cuando eran jóvenes. Pero la proporción de grasa corporal respecto al índice de masa muscular cambia drásticamente cuando envejecemos, la consecuencia es el aumento de peso y una silueta más fofa aunque sigamos pesando lo mismo. La masa muscular se encoge y las células adiposas se expanden. Aunque la grasa proporciona una reserva de energía, amortiguación y protección básica, por ejemplo, para proteger los órganos vitales de la cavidad abdominal, demasiada grasa es antiestética y nociva para la salud. Cuando envejecemos, el porcentaje de grasa y masa muscular no sólo afecta negativamente a nuestro aspecto, sino a nuestra fuerza e incluso a nuestra predisposición para padecer enfermedades cardíacas y diabetes. Milagrosamente, los alimentos naturales, las plantas medicinales y los suplementos han demostrado ser extraordinariamente eficaces para corregir estos cambios negativos. Nos ayudarán a conseguir lo que siempre nos había parecido imposible antes: comer cualquier cosa (saludable) que te apetezca sin engordar. Si nunca has tenido esa suerte, las sustancias naturales de este capítulo te ayudarán a conseguirlo, ¡no importa en qué momento te encuentres ahora!

Tanto la grasa como la masa muscular son necesarias para la salud y para estar atractivas, la capa de grasa es la que proporciona las curvas a la mujer, le da forma a su cara y le otorga una encantadora feminidad. Pero en exceso, toda esa belleza desaparece. Un bloque de grasa de 2 kilos es mucho más grande que un bloque de músculo del mismo peso. Los músculos, por supuesto, son los que dan firmeza, fuerza y el tipo de definición a nuestro cuerpo que antes pensábamos que sólo eran posibles en la juventud. Afortunadamente, esto no es así. No has de perder tus curvas de la juventud, ni tu definición muscular, a ninguna edad.

¿Tienes sarcopenia?

Recientemente, caminaba detrás de un par de mujeres. Incluso desde atrás se podía adivinar que eran guapas y que eran madre e hija. Había un gran parecido físico en su pelo y su constitución física, así como en su forma de moverse. Pero era fácil adivinar que la mujer de la izquierda era mucho mayor que la adolescente de la derecha. Ambas eran esbeltas, atléticas y su estilo de vestir era informal y juvenil. La mujer mayor estaba delgada e, inconfundiblemente, le faltaba tono muscular en las extremidades, que nada tenía que ver con que hiciera o no hiciera ejercicio. Era evidente que lo hacía. Pero su composición corporal se había alterado. La adolescente era esbelta y más rellenita, mientras que la madre era más angular y delgada.

Esto es sarcopenia en acción, una condición propia de la edad en la que perdemos masa muscular esquelética y se altera nuestro porcentaje de grasa y masa muscular. Perdemos fibras musculares y empieza a predominar la grasa, donde antes había músculo. Esto conduce a una pérdida gradual del movimiento y de la fuerza y a un mayor riesgo de lesiones por caídas. Antes se pensaba que la sarcopenia era una consecuencia inevitable de la edad, pero con las sustancias naturales correctas, podemos recuperar nuestro porcentaje de masa y grasa corporal de la juventud.

El término *sarcopenia* fue acuñado por I. H. Rosenberg en 1988. Procede de las raíces griegas *sarx*, que significa «carne», y *penia*, que significa «pérdida». Describe acertadamente la pérdida de masa y calidad muscular. Por suerte, la pérdida de fibras musculares y de su tamaño es reversible, y produce un tono muscular juvenil y la composición corporal de una persona de treinta años. Podemos recuperar nuestra energía y equilibrio, vigor y resistencia con medios seguros y naturales, y puesto que lograr estas metas implica corregir el declive celular y los mecanismos hormonales, ¡se produce un resultado verdaderamente antiaging!

La sarcopenia es el resultado del declive celular y hormonal. A medida que las mitocondrias, las fábricas de energía de nuestras células se vuelven más lentas y no tienen la capacidad de fabricar nuevas células musculares con eficacia, perdemos fibras musculares y su número desciende de manera alarmante. El tamaño de las fibras musculares se reduce a medida que cambia su composición. Al mismo tiempo, aumenta la grasa corporal. Todos estos factores hacen que perdamos fuerza y equilibrio y que aumente nuestro estado de fatiga. Lo más alarmante es que en las personas ancianas esta reducción de masa muscular está asociada a una menor probabilidad de supervivencia después de una enfermedad.

La sarcopenia empieza a los treinta años y avanza muy deprisa. En la década entre los treinta y los cuarenta, perdemos al menos un 5% de nuestra masa muscular total en este proceso de desgaste. A partir de los cuarenta, se acelera la pérdida muscular hasta que a los sesenta hemos perdido gran parte de nuestra fuerza, equilibrio y masa muscular. El músculo magro supone el 50% del peso total del cuerpo en los adultos jóvenes. Esto desciende al 25% en el grupo de edad de 75-80 años, pero como hemos visto, el deterioro empieza mucho antes. Esta pérdida muscular tiene lugar tanto en mayores sedentarios como activos. Por el contrario, en los adultos jóvenes sanos no se produce este tipo de pérdida muscular (que implica la pérdida de fibras musculares y del tamaño del músculo). Hasta el 65% de los hombres y mujeres mayores dicen que no pueden levantar 5 kilos de peso con sus brazos.

La pérdida de masa muscular es uno de los problemas de salud graves, porque tener masa muscular no es sólo marcar musculatura, estar en forma, estar fuerte y ser atractiva. Mientras que el porcentaje alterado de masa grasa y muscular y la pérdida y atrofia de las fibras musculares son las que dan el aspecto marchito a las personas mayores, la falta de musculatura hace que no te puedas mover bien. Esto reduce drásticamente la calidad de vida de muchas personas mayores. La pérdida de masa muscular también está relacionada con enfermedades renales, cardíacas, vasculares, hepáticas y con la ceguera. Los músculos son un importante órgano metabólico que es vital para un buen control de la glucosa en sangre. La pérdida de masa muscular significa que tenemos más probabilidad de desarrollar diabetes de tipo 2. También se asocia a un aumento de la mortalidad y a una mayor incidencia de cáncer. La molécula de energía AMP cíclica (AMPc), desempeña un papel esencial en la conservación de la masa muscular, pero su número desciende con la edad. Una de nuestras metas debería ser aumentar significativamente la actividad de la AMPc en nuestras células.

Si alguna vez le has de dar un consejo a una persona mayor que padece sarcopenia, por favor, no le digas que sea más activa, que corra o que levante peso. Una persona mayor con sarcopenia es fisiológicamente incapaz de ser activa. Sus músculos están atrofiados y se siente y está débil. Por el contrario, dale un ejemplar de este libro y después de que haya seguido los tratamientos del final del capítulo, pídele que se reúna contigo en la cancha de tenis. ¡Pero ojo, puede que te gane! He visto a hombres mayores que han respondido en cuestión de días cuando han seguido uno de los programas con sustancias naturales que recomiendo aquí.

El papel de la hormona del crecimiento

La hormona del crecimiento tiene su función en la sarcopenia, pero la hormona del crecimiento sintética produce graves efectos secundarios. Estimular esta hormona de forma natural es muy conveniente y corrige eficazmente la pérdida muscular asociada a la edad. Es la que nos hace crecer durante la infancia y la adolescencia, y se suele administrar como suplemento, en los casos en que el crecimiento es excesivamente lento durante esos periodos. Cuando hemos dejado de crecer, sigue siendo esencial. En vez de impulsar otro brote de crecimiento y de sumar varios centímetros a un adolescente casi de la noche a la mañana, la hormona del crecimiento mantiene la masa muscular, la masa ósea y el grosor de la piel a medida que envejecemos.

La hormona del crecimiento, conocida como somatropina, estimula la regeneración celular. Esta hormona tiene una amplia gama de beneficios para el rejuvenecimiento, incluidos, como ya hemos visto, el aumento de masa ósea y la firmeza de la piel. Sus efectos en el crecimiento muscular se producen porque la somatropina estimula la hipertrofia de los sarcómeros. Los sarcómeros son las unidades básicas del músculo e hipertrofia es crecimiento. Por consiguiente, un aumento de sarcómeros significa un mayor número y mayor tamaño de fibras musculares; evidentemente, esto es una ventaja para tener buen aspecto y sentirnos fuertes a medida que envejecemos. ¡Esto es antiaging a nivel celular con resultados atractivos!

La hormona del crecimiento también estimula la lipolisis, elimina el exceso de grasa y restablece el porcentaje de masa grasa y muscular de nuestra juventud, que tan visible es cuando está alterado. La hormona del crecimiento desempeña muchas funciones corporales vitales, entre las que se encuentra la de bajar el azúcar en sangre, que pueden ser problemáticas en ciertas condiciones. Muchos atletas usan la hormona del crecimiento de manera extraoficial para mejorar su rendimiento.

La hormona del crecimiento está permitida como medicamento, pero tiene muchos efectos secundarios, incluido el síndrome del túnel carpiano, la formación de peligrosos coágulos de sangre y el linfoma de Hodgkin. Los riesgos asociados con las presentaciones farmacéuticas de la hormona del crecimiento han conducido a investigar otros medios más seguros de conseguir los mismos beneficios que conlleva aumentar su número. Por consiguiente, está muy bien que las sustancias naturales sean tan eficaces incrementando la hormona del crecimiento incluso en las personas mayores, y que nos ofrecen muchos beneficios antiaging que incluyen el aumento de la masa muscular, la reducción de grasa y una piel más firme, pero sin la amenaza de los efectos secundarios.

Ciertos suplementos de aminoácidos aumentan los niveles de hormona del crecimiento y producen los efectos que normalmente asociamos a la flor de la juventud, corrigiendo toda una gama de factores asociados al envejecimiento y devolviéndonos el funcionamiento óptimo que teníamos a los treinta. La glutamina, por ejemplo, ha sido objeto de muchos estudios y se ha demostrado que es muy eficaz para incrementar el nivel de la hormona del crecimiento en los seres humanos. Sin embargo, también es un combustible ideal para las células cancerosas, por lo que su uso ha creado controversias. También existen algunos problemas con la arginina, que aumenta significativamente los niveles de la hormona del crecimiento e incluso ayuda a prevenir las enfermedades cardíacas porque sube los niveles de óxido nítrico y dilata los vasos sanguíneos, pero alimenta el virus del herpes y esto puede ser un problema para muchas personas.

Afortunadamente, existen otras formas más seguras y eficaces de liberar hormona del crecimiento sin efectos secundarios. Por ejemplo, el ginkgo y la proteína de suero de leche son muy eficaces para subir los niveles de hormona del crecimiento en el cuerpo. El ñame silvestre y los polifenoles de la manzana (que se pueden usar externa e internamente, como vinagre de sidra de manzana) estimulan un fantástico mecanismo recientemente descubierto, que drena la grasa de nuestras células. El ácido hidroxicítrico que se extrae del tamarindo, y el propio tamarindo impiden que tu cuerpo forme grasa y te protegen de la diabetes. El castaño de indias rompe la grasa que crea la antiestética celulitis.

✳ Estrella de la masa grasa y muscular: ginkgo

El *Ginkgo biloba* o árbol sagrado o de las pagodas es un fósil vivo. Los árboles de ginkgo que vemos en los jardines japoneses de hoy en día son botánicamente casi idénticos a los de hace cien millones de años. ¡En China todavía hay árboles que tienen más de tres mil años! Puede parecer un poco raro pensar que esta longevidad vegetal se puede traspasar al ser humano, sin embargo, el ginkgo posee unas propiedades de rejuvenecimiento impresionantes, alarga notablemente la esperanza y la calidad de vida.

Los componentes que se encuentran en el ginkgo tienen la increíble facultad de inhibir el AMPc-fosfodiesterasa. ¿Por qué tendríamos que dar saltos de alegría? La formación de AMPc (monofosfato de adenosina cíclico) libera energía en nuestras células. Este proceso rompe la grasa y encoge nuestras células adiposas. Pero el AMPc-fosfodiesterasa es una enzima que reduce los niveles de AMPc que tenemos en nuestras células para disponer de esta energía y romper la grasa. Puesto que el ginkgo frena la acción de reducir los niveles de AMPc del AMPc-fosfodiesterasa, consigue que tengamos unos niveles óptimos de esta extraordinaria molécula antiaging y energizante en nuestras células. Esto no contradice los principios del capítulo 4, porque la finalidad en ambos casos es conseguir una estructura saludables firme y joven.

Esta idea de que para rejuvenecer y tener buen aspecto es necesario tener una grasa y masa corporal saludable, está respaldada por otros estudios, que demuestran que el ginkgo hace que nuestras células adiposas o adipocitos gocen de buena salud, que no se sequen ni se agranden. Las células adiposas secas hacen que perdamos relleno en las mejillas y en las extremidades. Las células adiposas que han aumentado su tamaño, como en el caso de las personas con sobrepeso y mayores, provocan problemas de salud y pérdida de firmeza. Lo que buscamos es una relación saludable entre las células adiposas y las musculares, el tipo de relación del que gozan las personas jóvenes. El ginkgo puede desempeñar un papel primordial para conseguir esa meta.

El ginkgo parece ejercer un efecto positivo en todos los mecanismos que hemos estudiado. Alivia el asma y controla la liberación de histamina en los sistemas inmunitarios hiperreactivos y previene las alergias. Mejora las patologías relacionadas con el oído como el síndrome de Ménière y los acúfenos y favorece la memoria y la capacidad cognitiva.

El ginkgo conserva la salud y el atractivo de nuestra constitución corporal, limita la grasa manteniéndola saludable y joven y favorece el crecimiento de la masa muscular de varias formas. Estimula la liberación de la hormona del crecimiento y aumenta la sensibilidad a la gonadotropina. Dado que la hormona del crecimiento es la clave para todo tipo de mecanismos de reparación y crecimiento, los resultados de su declive son visibles de inmediato cuando ves a una persona mayor y observas falta de tono muscular. Los músculos planos y atrofiados en las extremidades, sumados a la barriga, son los signos visibles de este declive. Sin la cantidad suficiente de hormonas del crecimiento (así como de otras hormonas, incluida la testosterona) es imposible mantener la masa muscular en la vejez, a pesar de seguir una buena dieta y de hacer ejercicio. En un estudio donde se analizaron los efectos del ginkgo sobre la composición muscular y la actividad de los genes implicados en la síntesis muscular, el ginkgo corregía notablemente el declive de la musculatura de las personas mayores, devolviéndoles su estado de la juventud. El ginkgo producía impresionantes aumentos de masa muscular en los músculos atrofiados y estimulaba los metabolismos aletargados para la creación de más masa muscular, restaurando el tipo de actividad que se produce en los jóvenes.

✳ Estrella de la masa grasa y muscular: la proteína de suero de leche

La proteína de suero de leche aumenta el volumen muscular en las personas jóvenes y puede fomentar el crecimiento de músculo en las mayores. El suero de leche es un gran estimulador de la liberación de la hormona del crecimiento, consigue que aumente su número incluso en la vejez, cuando ya ha descendido notablemente. Deberías recordar que el suero de leche también alarga los telómeros, por consiguiente, protege el ADN.

✳ Estrella de la masa grasa y muscular: ácido ursólico

El ácido ursólico se encuentra en la piel de la manzana, arándanos, ciruelas, lavanda, orégano, salvia, tomillo y romero. Cuando los científicos examinaron qué genes se activaban o desactivaban en la sarcopenia, descubrieron que el ácido ursólico de la piel de la manzana producía un patrón contrario al que se asocia a la atrofia muscular. De entre más de 1.300 compuestos estudiados, el ácido ursólico resultó ser el inhibidor más importante de la atrofia muscular. No sólo previene la pérdida de masa muscular o sarcopenia, sino que favorece el crecimiento muscular cuando se incorpora a la dieta. El ácido ursólico consigue estos asombrosos resultados, incluso cuando se ha recomendado una dieta rica en grasas para aumentar de peso.

El alto contenido de ácido ursólico del romero y los arándanos es el responsable de gran parte de la dinámica antiaging de las sustancias naturales. Existen numerosos compuestos vegetales activos que afectan a múltiples mecanismos bioquímicos de rejuvenecimiento. Hay otros compuestos, como el ácido clorogénico, que se encuentra en los granos de café, en las ciruelas y en las cetonas de frambuesa, que también son muy eficaces cortando la grasa corporal. El ácido clorogénico aislado parece ser que aumenta los niveles de homocisteína, efecto que no producen las ciruelas. En general, las frutas son grandes facilitadoras para convertir la grasa en músculo rompiendo la grasa y promoviendo la síntesis de masa muscular. El tamarindo (*Garnicia cambogia*), un ingrediente muy común en la cocina india que se comercializa en pasta o seco y entero, contiene ácido hidroxicítrico o AHC, un compuesto que activa los mecanismos corporales para quemar grasas y dispersa los glóbulos de grasa. El ácido hidroxicítrico frena la formación de grasa, incluso cuando ingerimos alimentos que normalmente generarían formación de grasa.

✳ Estrellas de la masa grasa y muscular: el DMAE y el ALCAR

Empecé a estudiar los efectos del DMAE (dimetilaminoetanol) en 1982, y los del ALCAR (acetil-L-carnitina) una década después, pero estos dos supernutrientes combinan a la perfección. Se pueden tomar como suplementos. Tanto el DMAE como el ALCAR incrementan la actividad colinérgica (la actividad del neurotransmisor acetilcolina) y lo hacen en el cerebro y en el cuerpo. El ALCAR mejora la función cognitiva y la actividad del hipocampo en el alzhéimer y en el envejecimiento. El hipocampo es la zona del cerebro que más implicada está en la memoria y que queda gravemente deteriorada por el alzhéimer. La acetilcolina es el principal neurotransmisor del hipocampo. Este neurotransmisor es esencial para la función cognitiva. También es vital en la función muscular. La relación entre el declive cerebral y la debilidad muscular, así como el dolor, es evidente en la etapa senil. El DMAE y el ALCAR son increíblemente eficaces en el síndrome de fatiga crónica, el declive de la función mental y la atrofia muscular. Tomar estos dos nutrientes juntos es como hacer ejercicio por dentro. La musculatura se vuelve tersa y magra, la fuerza mejora espectacularmente, desaparece el dolor y la fatiga demoledora.

Libérate de la celulitis

La celulitis es la consecuencia del crecimiento de las células adiposas a causa del exceso de glóbulos de grasa que se acumulan en las inmediaciones del tejido y generan hoyuelos. También hay pérdida de colágeno, formación de tejido fibroso duro y pérdida de fluidos localizada. Cualquier cosa que reduzca el tamaño de las células adiposas restaurará la firmeza a las zonas afectadas.

La celulitis puede afectar a cualquier mujer a partir de los dieciséis años. Incluso mujeres delgadas pueden tener el tejido con hoyuelos de «piel de naranja» que caracteriza a este trastorno. Empeora con la edad, y los mismos tratamientos que tonifican la musculatura y que convierten en saludable nuestra capa de grasa para que pueda cumplir con su función de amortiguación, en vez de ser una masa fofa, también eliminarán la celulitis. Además, hay ciertas técnicas y tratamientos tópicos para acelerar el proceso y mejorar las zonas afectadas. El estrógeno es considerado el principal culpable de la celulitis, porque la mayor parte de las personas que la padecen son mujeres. Por consiguiente, las plantas estrogénicas como el fenogreco, hinojo, eneldo y regaliz pueden ser muy eficaces para su tratamiento.

Lo más sencillo que puedes hacer para eliminar la celulitis es usar un guante de masaje exfoliante cada vez que te bañas o duchas. Me estoy refiriendo a un guante con pequeñas prominencias, esto estimulará tu celulitis positivamente. Utiliza este guante en seco por todo tu cuerpo y concéntrate en los muslos, caderas, nalgas, estómago, mamas y brazos. Puedes usarlo suavemente incluso hasta en tu cara para reafirmarla. Se trata de estimular, no de dañar la piel. Deberías notar que tu piel está más fresca, brillante y firme. La idea es estimular la síntesis de colágeno en la piel y hacer que desaparezcan las cicatrices y las arrugas. Puedes reforzar los efectos con un preparado que encontrarás al final de este capítulo. También puedes aplicarte algún aceite sobre la cara y el cuerpo antes de usar el guante. Si tu finalidad es reducir la celulitis y los depósitos de grasa, el aceite de coco y de semillas de eneldo son la mejor opción (combínalos, si lo prefieres).

Hace años, utilizaba una loción anticelulítica con tintura de castaño de indias mezclada, mitad y mitad, con hamamelis. Era bastante marrón, pero a las clientas les encantaba. Sabía que era una fórmula estupenda, pero ya te puedes imaginar mi agradable sorpresa al enterarme de que ¡se había demostrado científicamente que el mecanismo molecular de esta planta tenía una acción anticelulítica! Esta fantástica prueba confirma que el castaño de indias reduce significativamente la acumulación de grasa. El castaño de indias también refuerza las membranas celulares, incluidos los capilares y los vasos sanguíneos mayores, y evita derrames. Aumenta la formación de colágeno y sube los niveles de elastina y ácido hialurónico necesarios para restaurar la flexibilidad y elasticidad al tejido áspero y fibroso que produce la molesta celulitis. La aplicación tópica de lociones o cremas de castaño de indias directamente sobre la zona afectada reducirá y tersará la piel. Has de observar un cambio visible en cuestión de días, si combinas varios tratamientos, los resultados serán más rápidos. Los masajes ayudarán a romper el tejido fibroso y áspero. A mí también me gusta el enebro, la cafeína, el vinagre de sidra de manzana, el eneldo y el gotu kola como remedios para la celulitis.

✳ Estrellas para acabar con la celulitis: enebro y algas

El aceite esencial de enebro es estupendo para reducir los insistentes depósitos de grasa y para la celulitis. Mézclalo con aceite esencial de semillas de eneldo o bien sólo, disuelto en aceite de coco. Drena el exceso de agua de los tejidos y reafirma el vientre y los muslos con gran eficacia y rapidez. En cuanto a las algas, se pueden usar tópicamente para romper los depósitos de grasa. Una loción corporal de algas de sargazo vejigoso, wakame, arame o musgo de Irlanda es un excelente complemento para un programa para compensar la grasa y el músculo.

✳ Estrella para acabar con la celulitis: cafeína

Puedes aplicarte directamente café instantáneo frío en cualquier zona que desees fortalecer y adelgazar. La cafeína actúa estimulando la enzima AMPc (monofosfato de adenosina cíclico), conocida también como «mensajera». La AMPc favorece la liberación de la hormona del crecimiento. La epinefrina (adrenalina) no puede funcionar sin AMPc. Los efectos de la cafeína son catabólicos, esto significa que la cafeína rompe la grasa. Pero gracias a sus efectos positivos sobre la liberación de la hormona del crecimiento, la cafeína no rompe músculo, sino que estimula su crecimiento. En esencia, lo que hace la cafeína es que al estimular la AMPc aumenta la energía celular.

La cafeína pertenece a la familia de los compuestos denominados metilxantinas; todos ellos poseen propiedades para estimular la AMPc. Las metilxantinas también se encuentran en el té verde, el té negro (la metilxantina del té se llama teofilina) y en el cacao (este contiene teobromina). Puedes usar cualquiera de ellos de forma externa, pero probablemente el té verde sea el más sencillo porque no mancha. Si usas café, hazlo con precaución porque es muy potente. Toma 150 miligramos de citrato de magnesio al día si consumes café regularmente. La cafeína puede alterar el ritmo cardíaco y el magnesio compensa este problema. Uno de los problemas típicos del café es que puede provocar insomnio. Si no puedes dormir después de haber tomado café, pásate al té verde. El té verde es excelente para mejorar la síntesis de músculo y cortar la grasa corporal, y además de la teofilina contiene teanina (la teofilina tiene una acción parecida a la de la cafeína). La teanina es un aminoácido no nutricional que inhibe los efectos negativos de la cafeína y la teofilina, lo que convierte al té verde en una gran opción para cualquiera que desee romper grasa en su cuerpo sin perder horas de sueño en el intento. Si lo utilizas de forma tópica, no sufrirás ninguno de los efectos secundarios desagradables como el insomnio o la alteración del ritmo cardíaco.

✴ Estrella para acabar con la celulitis: aceite esencial de semillas de eneldo y gotu kola

El aceite esencial de semillas de eneldo y el gotu kola son dos de mis remedios habituales favoritos para la celulitis; a pesar de que a veces se culpa al estrógeno de provocar celulitis, las semillas de eneldo son estrogénicas y son muy eficaces para tratar esta condición. Un masaje diario con aceite esencial de semillas de eneldo, diluido en una base de aceite de coco, te ayudará a tonificar y rejuvenecer tus extremidades, a reducir la cintura y a dar una firmeza atlética a tu cuerpo. El eneldo es un potente activador de la producción de elastina, esto significa que contraerá tus varices y reducirá las bolsas de tus ojos. La elastina permite que las células adiposas afectadas por la celulitis recobren su firmeza. El resultado es que perderás todos los depósitos de grasa no deseada. El gotu kola, conocido también como *Centella asiatica* o *Hydrocotyle asiatica*, estimula la SIRT1, aumenta la síntesis de colágeno de tipo 1, protege la piel de los rayos solares y acelera la cicatrización de las heridas. El colágeno de tipo 1 es el que disminuye notablemente durante el envejecimiento. Ya has visto que el madecassoside, un compuesto aislado del gotu kola, posee la extraordinaria propiedad de frenar la formación de progerina, la proteína mutante responsable del envejecimiento. El gotu kola también es muy eficaz contra la celulitis, drena el exceso de agua y encoge las células adiposas. Puesto que la celulitis es un trastorno que implica la disfunción de varios sistemas, anormalidades del tejido conectivo, constricción de los vasos sanguíneos y distensión de las células adiposas, lo que necesitas es un agente que sea capaz de normalizar todos estos parámetros. Tanto en su uso tópico como interno en forma de suplemento, esta maravillosa planta medicinal revierte todos los aspectos de la celulitis.

Las increíbles acuaporinas

En 2003, el premio Nobel de Química fue concedido a Peter Agre por el descubrimiento de las acuaporinas, moléculas proteicas que sirven como poros o canales en las membranas celulares. Como suele suceder en la ciencia, el descubrimiento fue por casualidad. Al principio, se pensaba que las acuaporinas sólo estaban implicadas en la regulación del agua intracelular (del interior de la célula), pero recientemente se ha descubierto una familia de acuaporinas que están implicadas en la eliminación del exceso de grasa de las células. Ahora sabemos que las acuaporinas son canales en las membranas celulares que controlan el agua y los lípidos (grasa). A medida que nos hacemos mayores pierden su eficacia. Las acuaporinas 1, 2, 4, 5 y 8 se encargan del transporte del agua, mientras que las 3, 7 y 9, conocidas también como acuagliceroporinas o acuaporinas adiposas, también regulan los niveles de ácidos grasos en el interior de las células adiposas. Nuestras células tienen «grifos» (acuaporinas) para dejar salir el agua y la grasa, que se almacena en los tejidos como glóbulos de grasa. La estimulación de los poros adiposos de las acuaporinas hace que los ácidos grasos abandonen las células. ¡Esto es una gran noticia para las que deseéis deshaceros de la celulitis y los molestos depósitos de grasa! Según las investigaciones más recientes, las acuaporinas también transportan urea y glicerol, una propiedad que afecta tanto a la piel seca como al crecimiento de vello indeseado, como verás al final de este libro.

La importancia médica de las acuaporinas va mucho más allá de la reducción del tamaño de las células adiposas que se han dilatado por el exceso de grasa. La activación de estos poros posee un tremendo potencial clínico en el tratamiento de la retención de líquidos/hidratación y, puesto que el cerebro también contiene acuaporinas, los activadores de dichas moléculas pueden salvar la vida en los casos de edema cerebral. Se ha observado que las acuagliceroporinas, o la acuaporina adiposa (AQPap), bajan su rendimiento cuando existe sensibilidad a la insulina (diabetes de tipo 2) y obesidad. Estas condiciones están muy relacionadas con el envejecimiento y con estilos de vida poco saludables, de modo que cualquier agente que sea capaz de influir en las mismas será extraordinariamente importante para tener un aspecto juvenil y estar sana.

El ñame silvestre y el vinagre de sidra de manzana son grandes ejemplos de estimuladores de la acuaporina, abren el grifo de las células adiposas y drenan todo el exceso de grasa, dejando tu cuerpo suave, firme y rejuvenecido. El ñame silvestre fue uno de los primeros moduladores de las acuaporinas que se descubrió. Los polifenoles de las manzanas también activan las acuaporinas implicadas en la reducción de grasa y la hidratación de la piel. Los depósitos de grasa también se vuelven locos cuando envejecemos. Nos sale barriga, nuestros tríceps se quedan fofos, la línea de la mandíbula está flácida, nos salen michelines en la cintura, bolsas debajo de los ojos. Puedes pedirme que no siga en cualquier momento. Las acuaporinas que ya son menos eficientes, especialmente las acuagliceroporinas que permiten la salida de grasa y agua de la célula, tienen una función estelar. Los polifenoles de la manzana son extraordinariamente eficaces activando las acuagliceroporinas. El vinagre de manzana de sidra cuenta con un largo currículum como remedio popular para perder grasa y los nuevos datos lo confirman. Estudios recientes demuestran que los polifenoles de las manzanas previenen el aumento de peso que tendría lugar normalmente siguiendo una dieta rica en azúcar.

Los polifenoles de la manzana son altamente eficaces reduciendo el tamaño de las células adiposas y aumentando la síntesis muscular. Rompen con eficacia la grasa, realzan el tono y el crecimiento muscular e incrementan la fuerza. La forma más segura de conseguir suficientes polifenoles de manzana es añadir vinagre de sidra de manzana a tu dieta diaria. Se dice que Joan Crawford mantenía su figura bebiendo un vaso de vinagre de sidra de manzana antes de las comidas. El vinagre de sidra de manzana es fantástico para reducir la grasa y la celulitis, internamente y aplicado sobre la piel. Puedes ponerte vinagre de sidra de manzana sobre la piel y dejar que se absorba sin aclararlo, pero dilúyelo antes de aplicártelo sobre la cara y ten cuidado con el contorno de los ojos, porque puede ser irritante. El resultado es una piel suave, flexible, sin líneas y perfectamente hidratada.

«Esculpe» tu cuerpo con tratamientos naturales

Se ha dicho que cuando tienes cierta edad «has de elegir entre tu cara o tus posaderas». Es decir, o tienes una cara rellenita, bella y juvenil y un trasero igualmente rellenito, o puedes trabajar tu cuerpo para que sea esbelto pero tener la cara hundida y con un aspecto más envejecido. Esto no es cierto. ¡Conseguirás ambas cosas! Puedes reducir los depósitos adiposos y realzar el almacén de grasa *exactamente donde tú desees hacerlo*, usando los principios que expongo en este capítulo. Seguir una dieta rica en grasas buenas como el aceite de oliva y los aguacates y utilizar las hierbas del capítulo 9 te ayudará a restaurar una capa de grasa atrofiada y dará a tus tejidos esa redondez juvenil. El hidroxitirosol del aceite de oliva tiene la propiedad de encender las mitocondrias de las células adiposas, las vuelve más activas y energéticas. Esto garantiza que las calorías se van a utilizar en lugar de ser almacenadas. También te puedes aplicar aceite de zarzaparrilla en las mejillas y en los senos, lo que te ayudará a fomentar la formación de grasa buena en estas zonas. Toma los polifenoles de la manzana consumiendo vinagre de sidra de manzana, como ya he mencionado antes, y masajeando las zonas que quieres reafirmar, con una loción o crema que contenga una o más de las plantas que he citado en la sección sobre la celulitis. Te ayudará a que los depósitos de grasa permanezcan dentro de unos límites saludables, estéticos y juveniles.

TRATAMIENTOS ANTIAGING BIOLÓGICO

Te recomiendo que elijas los tratamientos basándote en la disponibilidad del producto, su coste y tus preferencias personales. Con uno basta para tratar el mecanismo antienvejecimiento, pero dos o más pueden acelerar la mejoría general o tratar algún problema específico que puedas haber descuidado. Cada uno utiliza un ingrediente de los que hemos hablado en este capítulo. ¡Disfrútalos!

Ginkgo: escoge entre tintura, cápsulas o polvo. Toma dos cucharaditas de tintura tres veces al día o seis cápsulas dos veces al día. Si lo tienes en polvo, con una cucharadita al día de esta extraordinaria planta será suficiente para conseguir los efectos de romper la grasa y realzar los músculos.

Suero de leche: compra proteína de suero de leche de buena calidad y tómala de acuerdo con las instrucciones.

Polifenoles de manzana: existen suplementos de polifenoles de manzana, pero el vinagre de sidra de manzana es muy eficaz y mucho más económico; además, contiene toda una gama de compuestos beneficiosos, incluido el ácido ursólico. Tómate dos cucharaditas de vinagre de sidra de manzana diluidas en aguas, dos o tres veces al día. El momento ideal es antes de las comidas o durante estas, pero puedes hacerlo cuando te plazca.

Ácido ursólico: toma vinagre de sidra de manzana o zumo de manzana. Ambas son buenas fuentes de ácido ursólico. Toma dos cucharaditas de vinagre de manzana en las comidas. Esto debería prevenir que subieran tus niveles de azúcar en sangre después de comer; es una buena forma de protegerte contra la diabetes y favorece la pérdida de grasas y la creación de músculo. Además, puedes usar el vinagre de sidra de manzana externamente en aquellas zonas difíciles como los muslos y el vientre. Disuelve el vinagre en agua, tanto para uso interno como externo. Las ciruelas son otra buena fuente y fácil de encontrar de ácido ursólico, son grandes protectoras contra el cáncer y también protegen los nervios, por lo que son un alimento que vale la pena incluir en tu dieta diaria, quizá troceadas en el muesli o yogur de la mañana. El romero y el aceite esencial de romero también son fáciles de incorporar en nuestra rutina diaria.

DMAE y ALCAR: compra estos supernutrientes por separado, pero puedes tomarlos juntos. La dosis diaria óptima de DMAE es de 100 a 300 miligramos. La dosis recomendada para el ALCAR es de 500 miligramos.

Guante de masaje: un guante exfoliante es ideal, puedes masajearte suavemente y la aspereza de la manopla aporta una estimulación adicional que ayudará a romper los depósitos de grasa y tonificar tu cuerpo.

Castaño de indias: compra esta tintura por Internet, luego mézclala a partes iguales con agua, guárdala y úsala cuando la necesites sobre cualquier zona donde tengas celulitis o donde desees más firmeza.

Enebro: añade 30 gotas de este aceite esencial a 100 mililitros de aceite de coco base para obtener resultados rápidamente. Te ayudará a reducir los depósitos de grasa y de celulitis en las caderas, los muslos y el vientre.

Cafeína: hazte una taza de café instantáneo fuerte. Déjalo enfriar y utilízalo a diario como tratamiento anticelulítico. Puedes usar el mismo preparado para activar el crecimiento del cabello, friccionándotelo sobre el cuero cabelludo. Si encuentras que esta loción mancha demasiado, úsala antes de ducharte o de bañarte. También puedes hacerte una taza de té verde o negro bien cargada (no uses la hierba) y utilízala cuando se haya enfriado como loción adelgazante. Puedes realizar los efectos reafirmantes bebiendo té verde, negro o café cada día. ¡Sin azúcar!

Ñame silvestre: compra tintura de ñame silvestre, mézclala a partes iguales con agua, guárdala y úsala cuando la necesites. También puedes mezclarla con tintura de castaño de indias en una base de vinagre de sidra de manzana, utilizando proporciones iguales de tintura y vinagre.

Aceite esencial de semillas de eneldo: compra un buen aceite esencial de semillas de eneldo y añade 30 gotas en 100 mililitros de aceite de coco. Te será más fácil si calientas un poco el aceite de coco antes de echarle el aceite esencial de semillas de eneldo. Déjalo enfriar, guárdalo en un envase de boca ancha y úsalo al menos una vez al día.

Loción de algas: compra el alga que desees en Internet. Puedes elegir entre el sargazo vejigoso, musgo de Irlanda, wakame, nori o cualquier otra. La mayoría de las algas vienen en polvo o secas. Hierve a fuego lento una taza llena de algas en un litro de agua o en un litro de vinagre de sidra de manzana durante quince minutos, déjalas enfriar, cuélalas y pon el líquido en una botella. Puedes poner todo el preparado en tu bañera o usarla como loción para después del baño.

Gotu kola: toma cuatro cucharaditas de tintura de gotu kola o de gotu kola en polvo, o bien veinte cápsulas al día. No es una dosis muy alta si las cápsulas son de 500 miligramos, que es lo más habitual. También puedes tomar veinte cápsulas. Aunque sean de 1 gramo, son muchas cápsulas para tragar, así que te recomiendo que las vacíes y las pongas en un vaso con agua y que te las bebas. Puedes dividir esta gran dosis diaria en tres dosis, si lo prefieres. Si las cápsulas te resultan incómodas, cómprala en polvo o en tintura. También puedes usar gotu kola directamente sobre cualquier zona afectada. Echa 20 cucharaditas de gotu kola en polvo a 500 mililitros de vinagre de sidra de manzana. Hierve a fuego lento la mezcla durante quince minutos, déjala enfriar, cuélala y embotéllala con una etiqueta. Aplícatela externamente y déjala secar. Puedes usarla en la cara y el cuello, pero dilúyela antes con agua y evita el contorno de los ojos.

8

Un cabello de película

MECANISMO ANTIAGING: recuperar el cabello de la juventud.

FINALIDAD: frenar la pérdida y el clareo del cabello, fomentar su rápido crecimiento y recuperar su color.

ESTRELLAS: aceites esenciales de romero y de glóbulos de eucalipto, manteca de cerdo, cebolla y pantotenato de calcio.

Todos sabemos que los hombres pierden cabello cuando se hacen mayores, pero también nos sucede a las mujeres. La pérdida de cabello en las mujeres sigue un patrón diferente, vamos perdiendo densidad y volumen uniformemente por todo el cuero cabelludo y no sólo en ciertas áreas que quedan calvas. El mejor momento para el cabello es antes de los treinta años, aunque muchas mujeres experimentan el declive en los veinte. Si este es tu caso, ya conoces los signos: una raya más ancha, cola de caballo más fina, no conseguirás que sobrepase el largo de los hombros. Algunas mujeres tienen pequeñas clapas, como les pasa a los hombres. También pierden el color, que se produce debido a la pérdida de melanocitos del cabello, las células responsables de su color.

Los folículos pilosos se vuelven lentos y se cierran, debido al declive de la función celular y hormonal. Pero es posible reavivar estas células y la función hormonal utilizando las sustancias naturales correctas. Afortunadamente, podemos conseguir que nos vuelva a crecer el pelo y revitalizar su color natural. ¡Reanimar los melanocitos del cuero cabelludo puede incluso hacer desaparecer las canas! En este capítulo veremos formas de hacer crecer el cabello más rápido, mejorar su estado, recobrar su color natural y su belleza.

¿Qué hace que tu pelo se vuelva fino y se caiga?

El declive hormonal y celular produce alteraciones en el cuero cabelludo, clareos del cabello, caída y crecimiento de pelo no deseado. Por suerte, hay muchos estimuladores celulares y hormonales que pueden frenar la caída del cabello en la cabeza y el crecimiento de vello no deseado.

El descenso de estrógeno en las mujeres mayores es uno de los principales factores de la pérdida y el clareo del cabello. Cuando falla el estrógeno, la hormona masculina dihidrotestosterona (DHT), la misma que causa estragos en las rayas del cabello de los hombres, toma el control y esto se traduce en la caída del cabello y el crecimiento de vello no deseado en la cara y en el cuerpo. Pero lo peor es que a las mujeres, como les sucede a los hombres, también les suben los niveles de DHT a medida que se van haciendo mayores y los folículos pilosos se vuelven más sensibles a sus efectos. Los folículos pilosos del cuero cabelludo se secan y se vuelven inactivos. Los de la cara y de la piel del resto del cuerpo responden a esta dosis extra de DHT haciendo crecer vello más grueso y áspero. No obstante, las mismas estrategias que sirven para reequilibrar el estrógeno en el cuerpo de la mujer y para conseguir que le vuelva a crecer el cabello, frenan el crecimiento del vello en la cara y en el cuerpo.

Sin embargo, cualquier sustancia que estimule los folículos pilosos del cuero cabelludo puede hacer lo mismo en tu cara. Este es un gran ejemplo de la diferencia entre restaurar la función celular frente a restaurar la hormonal. La estimulación celular estimulará los folículos pilosos de todo el cuerpo. El reequilibrio hormonal, con énfasis en el aumento de estrógeno en la mujer, producirá los efectos correctos, según el área que estemos tratando. Esto significa que un estimulador puramente celular, como la cafeína (del café), puede potenciar el crecimiento del cabello en el cuero cabelludo pero también en la barbilla, si lo aplicas en la barbilla. El hinojo, el anís verde o cualquier otro aceite o planta con acción estrogénica pueden estimular los folículos pilosos del cuero cabelludo, sin embargo, frenarán el crecimiento de vello facial en las mujeres.

¡Pero todavía hay más! Recientemente, se ha descubierto un mecanismo que explica mejor por qué aumenta el crecimiento de vello indeseado en las mujeres, la caída del cabello y la sequedad de la piel cuando se hacen mayores. Este mecanismo implica a las acuaporinas que, como recordarás del capítulo 7, son los poros que se encuentran en las membranas celulares. Estos poros regulan el transporte de agua y grasa. Su número y su eficiencia disminuyen con la edad, provocando la sequedad de la piel y el aumento de peso. Estos poros, como ahora sabemos, también controlan el movimiento de la urea y del glicerol, y a medida que se van atrofiando con la edad y disminuye su número, también disminuyen las concentraciones de urea y glicerol en la piel. Esto la reseca mucho y la hace más susceptible a arrugarse. También fomenta el crecimiento de vello facial indeseado, porque tanto la urea como el glicerol controlan el metabolismo de los bulbos pilosos de la piel. Por consiguiente, puedes usar cremas de glicerina y urea para eliminar vello no deseado en tu cuerpo (la urea es un gran hidratante). Por cierto, tanto la glicerina como la urea se han utilizado como estimuladores del crecimiento del cabello sobre el cuero cabelludo, lo que demuestra que su efecto se debe a la normalización de la alteración del metabolismo celular que tiene lugar en el envejecimiento. La urea y la glicerina actúan a través de la función celular, no produciendo un efecto hormonal. Haz siempre una pequeña prueba antes de aplicarte cualquier crema sobre una zona amplia de tu piel para comprobar que no eres alérgica a ella.

Aunque la cafeína (o el café) tienen principalmente una acción estimuladora celular unidireccional, también tiene cierta acción anti-

DHT. De hecho, saltó a la fama por ser uno de los primeros estimuladores celulares que se conocían que hiciera volver a crecer el cabello y bajara los niveles de DHT.

La cafeína aumenta los niveles de AMPc y esa es su forma de estimular el metabolismo celular. Este aumento de energía celular también contrarresta, aunque no con tanta fuerza, el efecto de la DHT. La cafeína despierta los folículos pilosos aletargados del cuero cabelludo y les devuelve el vigor de la juventud. En un estudio donde se investigaron los efectos de la cafeína sobre los folículos pilosos, se observó que la testosterona era muy eficaz inhibiendo el crecimiento del cabello que había producido la cafeína. Además, la cafeína estimuló el crecimiento del cabello incluso en los folículos pilosos normales que no habían sido interceptados por la testosterona. ¿Qué significa esto en el mundo real? Que la cafeína funciona tanto si tienes veinte como setenta años. Si la causa es la DHT, la cafeína puede eliminar el efecto negativo de esta hormona si deseas estimular el crecimiento del cabello y no estás padeciendo los efectos de la DHT. Para beneficiarte de ella, deberás aplicar cafeína directamente sobre tu cuero cabelludo (el café instantáneo sirve), déjatelo puesto al menos dos minutos, luego lávate o aclárate. Puede provocar alguna reacción con el cabello teñido, así que, por favor, te aconsejo que primero hagas una prueba en un mechón de pelo para ver si observas algún cambio, antes de usar el café como tratamiento para el cabello. Siento decirte que beber café no te ayuda en nada a frenar la caída del cabello.

Los aceites esenciales
para el crecimiento del cabello

Hay varios aceites esenciales que son muy eficaces para estimular el crecimiento del cabello. Uno de los mejores es el de ylang-ylang, que también puede aclararte el tono y que durante un tiempo fue la base del aceite de Macasar, un remedio para la calvicie que se usaba en la Inglaterra victoriana. El aceite de Macasar estaba hecho con aceite de palma o de coco como base y se colocaban unos pañitos blancos, que pasaron a ser conocidos bajo el nombre de «antimacasar», sobre los respaldos de los sillones de las barberías para evitar las inevitables manchas de grasa que se producían cuando los caballeros apoyaban la cabeza. El aceite de lavanda se ha usado durante mucho tiempo para estimular el crecimiento del cabello y ha demostrado su gran eficacia. Los aceites de tomillo y de cedro se pueden combinar con el de lavanda. Los masajes en la cabeza son una forma de estimular manualmente los folículos pilosos, que pueden acelerar el crecimiento del cabello con o sin aceite. La caída del cabello puede ser preocupante, pero puedes hacer cosas para intentar invertir este proceso, y disfrutar de un cabello hermoso, brillante y con cuerpo a cualquier edad.

El romero y el eucalipto son extraordinariamente eficaces, cada uno por separado o en tándem. Si te aplicas aceite esencial de romero en una zona donde te gustaría que te creciera el cabello, puedes ver los resultados en tan sólo tres semanas. Lo mejor es aplicar el aceite cada día durante los seis primeros meses; después de ese tratamiento puedes saltarte un día o dos, pero no lo interrumpas durante más de tres días. Si quieres obtener mejores resultados combina el romero con el aceite de eucalipto. El *Eucaliptus globulus*, aumenta las ceramidas del pelo que favorecen la hidratación y el brillo (y en la piel, cuando se aplica externamente). Si te pones aceite de eucalipto en el cuero cabelludo todos los días, en un plazo de tres meses puede transformar tu lacia y fina melena en un pelo con cuerpo brillante. Tanto el aceite esencial de romero como el de eucalipto tienen una intensa acción sobre el color del cabello, lo vuelven más brillante y reavivan el tono que se ha ido aclarando con el paso de los años. El eucalipto, además de aumentar las ceramidas que potencian el brillo, estimula los melanocitos del cabello humano, que son las células responsables de producir el pigmento del pelo.

El romero actúa a través de un mecanismo novedoso de reavivación del cabello. Algunos estudios recientes han demostrado que la estimulación de los canales del potasio en los folículos pilosos aumenta el crecimiento del cabello. El romero es un eficaz bloqueador de canal del calcio. Los canales del calcio actúan en contra de los canales del potasio, es decir, cuando una sustancia inhibe los canales del calcio, se abren los del potasio. Con aceite de romero, aceite de eucalipto y manteca de cerdo he conseguido que mi cabello sobrepase los hombros y me han devuelto mi color rubio de cuando era joven.

Alimentos y suplementos para reavivar tu cabello

El uso interno y externo de cebolla, polifenoles, cisteína, vitamina E y vitamina C, y el uso externo de manteca de cerdo, pueden devolverte la textura y el color de pelo de la juventud. Entre estos elementos, la cebolla y los polifenoles son especialmente interesantes. La cebolla y la cebolla en polvo pueden estimular los folículos pilosos para que el cabello vuelva a crecer. Es una gran fuente de azufre, que es esencial para la formación de queratina, la proteína del cabello. El azufre es la verdadera caja mágica para el cabello, mejora su textura, brillo y cuerpo desde el primer día que lo usas, tanto como si es azufre puro en polvo añadido al champú y acondicionador o como preparado de cebolla sobre el pelo. Te ayudará a que tu pelo se vea más fuerte y resistente. La quercetina, uno de los compuestos de la cebolla, tiene una potente acción estrogénica, esto explica el efecto de las cebollas sobre los huesos, la piel y el cabello. En cuanto a los polifenoles, ten presente el vinagre de sidra de manzana. Es una gran fuente de polifenoles de manzana, que son grandes estimuladores del crecimiento del cabello. El uso tópico del vinagre de sidra de manzana sobre el cuero cabelludo reforzará y dará volumen a tu cabello con mucha rapidez.

Las cebollas y el vinagre de sidra de manzana también afectan el color del cabello. La quercetina de las cebollas estimula la producción de melanina que influye en el color del pelo y de la piel en el propio folículo piloso. Frotarte el cuero cabelludo con zumo de cebolla o aplicarte cebolla en polvo ayuda a revertir los efectos del envejecimiento sobre los melanocitos que producen pigmentos y restaura tu color natural. La cebolla también puede colorear tu pelo desde dentro cuando la comes, porque aumenta «espectacularmente» la producción de melanina en el folículo piloso, según los científicos que han realizado los estudios. Además, la cebolla también puede aclarar el pelo (y la piel) cuando se usa como tratamiento tópico. Y este efecto se debe a que este bulbo picante contiene toda una gama de compuestos beneficiosos, entre los que se encuentran el azufre, la quercetina, la vitamina C, el potasio y el ácido fólico. Algunas personas han dicho que incluso han recuperado el color de su cabello. En cuanto al vinagre de sidra de manzana, aclara y da brillo, sea cual sea tu tono, pero si llevas el pelo teñido, haz una prueba primero.

Los comprimidos de pantotenato de calcio tienen un doble efecto. Ayudan a estimular la producción de pigmento y el índice de crecimiento del cabello, reforzando el color natural y el crecimiento del cabello. Añadiendo este suplemento a tu champú favorito puedes optimizar su potencial de embellecimiento del cabello. Deberías ver los resultados desde el primer lavado, pero mejoran con el tiempo. Yo uso 10 × 500 miligramos de comprimidos de pantotenato de calcio de la casa Lambert's, que añado directamente a 250 mililitros de champú. También puedes disolverlos primero en media taza de agua y luego la añades a tu champú. Deberías notar tu pelo más brillante y verlo más de su color auténtico cuando esté seco.

¿Por qué envejecer cambia el color de tu cabello?

El descenso en la actividad de la tirosinasa hace que el cabello pierda su pigmentación. La tirosinasa es la enzima implicada en la síntesis de la melanina. La melanina es la responsable del color del cabello: desde el rubio, hasta el pelirrojo e incluso el negro. Hay diferentes tipos de melanina, de ahí la variedad de tonos del cabello, pero la melanina es un componente esencial en cada uno de ellos. También tiene relación con el color de la piel, y el mecanismo de defensa de incrementar la producción de melanina cuando nos exponemos a la luz solar, es lo que nos da el bronceado. La actividad de la tirosinasa en los folículos pilosos es menos intensa con la edad, y la consecuencia es que la pigmentación de nuestro cabello es menos intensa, hasta que al final no sintetizamos pigmento alguno y tenemos el pelo blanco. La tirosinasa también disminuye en la piel, que es la razón por la que cuando esta se envejece suele ser bastante pálida.

En los mamíferos se producen otros dos tipos de melanina: la eulomelanina de negro-a-marrón y las feomelaninas de amarillo-a-rojo. El color natural de tu pelo se debe a la compleja interacción entre las eulomelaninas y las feomelaninas, gracias a la cual se producen los múltiples y maravillosos tonos de color natural que vemos. El pelo rubio es el resultado de muy poco de cada uno de los pigmentos, pero especialmente de la eulomelanina. El pelo gris tiene muy poca melanina de cualquier tipo y el blanco no tiene.

La quercetina y la cisteína incrementan la melanina de la piel y del pelo, cambiando la proporción entre la eulomelanina y la feomelanina. De este modo, aclaran el tono de la piel y el color del pelo. La cisteína o N-acetil cisteína (NAC) es todavía más eficaz aclarando el tono de la piel y del cabello cuando se mezcla con suplementos de vitamina C y vitamina E. El mecanismo se produce cuando se ingieren estos compuestos y cuando se aplican directamente sobre la zona a tratar. Lo más fascinante es que ahora entendemos un mecanismo decisivo de gran importancia para que se produzca este efecto, el del glutatión, que también explica por qué el rubio natural se oscurece con los años. El glutatión es como una lejía natural para el cabello. Los niveles elevados de glutatión aumentan el número de feomelaninas en los folículos pilosos. La falta de glutatión, como sucede cuando vamos cumpliendo años, aumenta la eumelanina, el pigmento que produce cabello oscuro.

Los cambios hormonales también pueden afectar a estos pigmentos. Por ejemplo, muchas mujeres han experimentado que su piel y su cabello se han vuelto más oscuros durante y después del embarazo. Los tratamientos que aconsejo en esta sección revertirán este oscurecimiento. El bajón hormonal que se produce durante la menopausia conduce a una disminución de la melanina que puede volver gris el cabello y luego blanco; igualmente, afecta a la piel y hace que los ojos se vuelvan más pálidos. Los labios pierden su tono malva y rosado, los írises pierden su color intenso y la tez se ve lisa y de color beis. Un tratamiento facial con ginkgo o de ginkgo y lúpulo ayuda a restaurar esta pigmentación aumentando la melanina de la piel. Los labios pálidos pueden recobrar su tono, la piel puede estar más sonrosada, los ojos más brillantes y las cejas y pestañas de color negro carbón.

Los ácidos grasos saturados pueden ayudarnos a recuperar el tono natural de nuestro cabello y los estudios han confirmado que su efecto activador de la tirosinasa es más potente que el de los ácidos grasos no saturados de los aceites vegetales. En la India se ha utilizado durante siglos el aceite de coco y de sésamo para devolver el color natural al cabello encanecido y la ciencia ha confirmado que estos aceites funcionan porque las grasas saturadas son los activadores de la tirosinasa más potentes que existen. Por esta razón la manteca de cerdo es tan eficaz para dar brillo a tu color natural de pelo. Esta también estimula el crecimiento del cabello, lo que la convierte en uno de los tratamientos para el cabello más baratos que existen. Si prefieres una alternativa vegetariana, el aceite de palma roja es un buen sustituto, porque es saturado y contiene carotenoides que realzan tu color de pelo natural. Los aceites de sésamo, coco, aguacate y de ricino son excelentes para estimular el crecimiento del cabello y el color, aunque no tan eficaces como la manteca o el aceite de palma roja. Si tienes el pelo muy frágil, evita los aceites vegetales que podrían enredarlo más, lo último que necesitas es acabar perdiendo matas de pelo porque te lo rompes al deshacerte los nudos. La manteca de cerdo no enreda el cabello y lo deja supersuave y lustroso. Puedes usarla para eliminar el maquillaje; ¡verás cómo te hace crecer las pestañas, se vuelven más gruesas y bonitas!

¿Quieres ser más rubia? ¿Más morena?
Color del cabello a la carta con el antiaging biológico

La cebolla, la quercetina y la cisteína, curiosamente, aclaran el cabello si eres rubia, pero lo oscurecen si eres morena, como el color de tus cejas. La cisteína es en realidad una parte de la feomelanina. Una carencia de cisteína, como sucede con la de glutatión, produce el aumento de la eumelanina y la disminución de la feomelanina. Todavía existe cierta controversia respecto a si los suplementos de cisteína y NAC pueden tener algunos efectos negativos sobre la salud. Sin embargo, es evidente que las cebollas y el ajo, que deben su olor picante a los compuestos de cisteína, pueden ser muy beneficiosos para el cabello. Hace años una clienta me dijo que se pasó a los champús comerciales cuando tenía veinte años, pero que su hermana siempre ha usado un champú de huevo y que sigue teniendo el pelo rubio, incluso a los cuarenta. Las yemas de huevo son una fuente muy rica de cisteínas y suben el glutatión, de modo que esto podría dar una explicación a su caso.

¡Y aún hay más! Si te pones tomate concentrado antes de lavarte la cabeza reforzará el brillo de tu color rubio. Los zumos verdes, como el de espinaca o el de col rizada (¡recuerda colar la pulpa!), y los aceites verdes como el de oliva o de aguacate aclaran el cabello rubio, tanto si es rubio natural como teñido. Si eres rubia natural y se te ha desteñido tu tono y se ha oscurecido, el sen, una planta leguminosa, es un buen acondicionador del cabello, ayuda a que crezca muy deprisa, lo deja muy suave y le da un color rubio dorado. Ayuda a cubrir las canas. El sen tiene acción estrogénica, por consiguiente es muy recomendable para la belleza y el crecimiento del cabello.

El limón, la manzanilla, el ylang-ylang, el regaliz, la miel y la lanolina puedes usarlos por separado o combinándolos como te plazca, para aclarar el pelo. La lanolina se obtiene de la grasa de la lana del cordero y es bastante pesada, así que mejor que la uses antes de enjabonarte. Puedes ponerte un poco de crema de lanolina Lansinoh en las palmas de tus manos y aplicártela con el pelo todavía mojado, después de habértelo lavado. Puede que descubras algo bastante mágico, reflejos rubios donde te pensabas que no tenías cabello rubio. Asimismo, la manzanilla es mejor usarla como aceite esencial y una vez aplicada sobre el cabello seco o mojado en pequeñas cantidades te dará un brillo rubio etéreo. El aceite esencial de ylang-ylang también puede aclarar el cabello. La miel contiene un suave efecto lejía que ayuda a transformar el cabello liso y apagado; el limón es famoso por añadir reflejos naturales. El regaliz impulsa eficientemente la producción de melanina hacia el tono rubio en las personas con la piel y el pelo claros.

Pero las rubias no son las únicas que pueden divertirse con esto. Si tienes el pelo negro, el lúpulo y el ginkgo pueden realzar tu color, intensificando los tonos que tenías de joven. La cerveza es un antiguo remedio para el cabello y con razón. El lúpulo contiene 8-prenilnaringenina, que tiene una acción similar al 17-beta-estradiol, y produce todas las acciones benéficas de esa hormona feminizante. El lúpulo también puede aumentar tus niveles de melanina, que restaurarán tu color natural, mejorarán el tono de tu piel y el color de tus ojos será intenso y atractivo. Si te has teñido el pelo con henna, el café lo oscurecerá, aunque cuando se aplica al cuero cabelludo y hasta las puntas de un cabello rubio natural, no teñido, suele tener el efecto de aclararlo. Para las mujeres morenas, las cáscaras de nueces son muy adecuadas, se pueden comprar en polvo, y le darán un brillo castaño al pelo negro que está perdiendo sus propiedades. Las pelirrojas naturales pueden intensificar su hermoso color comiendo una dieta rica en cebolla y cisteína. Si tienes mechas pelirrojas en tu cabello negro, puedes intensificarlas con henna. La henna por sí sola también intensificará el pelo rojo natural. Los colores naturales son inofensivos, buenos para tu cabello y quedan de fábula.

¿Quieres un buen consejo para todos los tonos de cabello? El aceite de germen de trigo, que es una fuente rica de vitamina E natural. Tómalo como suplemento y úsalo regularmente sobre tu cabello antes de lavártelo. Deberías observar que se vuelve más suave y que se va restaurando de forma natural, especialmente si también usas cebolla. El lúpulo y el ginkgo, interna y externamente, pueden ayudar a intensificar cualquier color, así que inclúyelos en tu dieta si notas que estás perdiendo el color de tu cabello, piel y ojos. Recuerda probar siempre antes en una mecha de pelo cuando te apliques algún intensificador del color y presta especial atención si tienes el pelo aclarado, teñido con tinte químico o te has realizado algún otro tratamiento químico.

TRATAMIENTOS ANTIAGING BIOLÓGICO

Te recomiendo que elijas los tratamientos basándote en la disponibilidad del producto, su coste y tus preferencias personales. Con uno basta para tratar el mecanismo antienvejecimiento, pero dos o más pueden acelerar la mejoría general o mejorar algún problema específico que puedas haber descuidado. Cada uno utiliza un ingrediente de los que hemos hablado en este capítulo. ¡Disfrútalos!

Cafeína: hazte una taza de café instantáneo fuerte, déjala enfriar y luego aplícatela sobre el cuero cabelludo. Déjala durante al menos dos minutos o más tiempo, si es posible. Hazlo todos los días. Lo más sencillo sería hacerlo en la ducha o en la bañera, para que puedas lavarte el pelo y acondicionarlo.

Romero y eucalipto: compra aceite esencial de romero y de eucalipto y hazte fricciones en la cabeza cada noche. Yo uso los dos, pero a decir verdad, es mejor diluirlos en una base de aceite como la manteca de cerdo, aceite de palma roja, aceite de oliva o cualquier otro aceite que prefieras. Pon 50 gotas de romero y 50 de eucalipto en 100 mililitros de aceite base. Es una buena dosis, pero quizá prefieras empezar por sólo 30 gotas de cada o incluso por 15 gotas, si tu cuero cabelludo es sensible. Hazlo antes de lavarte la cabeza, déjate el aceite puesto lo máximo que puedas, pero media hora como mínimo.

Manteca de cerdo: utiliza de media a dos cucharaditas de manteca, según el largo y el grueso de tu pelo. Déjatela puesta al menos media hora, luego lávate la cabeza. La manteca de cerdo se limpia fácilmente y te deja el pelo muy suave, pero a pesar de ello, te recomiendo que uses acondicionador para el pelo, para que no se te enrede y te lo estropees desenredándotelo.

Vinagre de sidra de manzana: añade vinagre de sidra de manzana a tu champú, en una proporción de 50%. También puedes aplicarte el vinagre sobre el cuero cabelludo media hora o una hora antes de lavarte el pelo. Pero no te recomiendo que te lo dejes toda la noche, porque es un poco pegajoso y si te das algún tirón se te podría romper.

Cebolla: trocea una cebolla y bátela, cuélala y embotella el zumo. Consérvala en la nevera. Usa este líquido a diario, déjatelo puesto media hora y lávate la cabeza. También puedes comprar cebolla pura en polvo y mezclar 8 cucharaditas del polvo en agua templada, hacer una pasta y aplicártela en la cabeza antes de lavártela. Hazlo todos los días hasta que observes resultados, luego cada tres días más o menos para mantener los progresos.

Miel, lanolina y regaliz: esparce seis cucharaditas de miel sobre tu cuero cabelludo. Déjatela puesta media hora antes de lavarte la cabeza. Otro tratamiento que me gusta es ponerme una capa de lanolina en las palmas de las manos y aplicármela suavemente sobre el pelo todavía mojado. Estos dos métodos te aportarán mechas rubias brillantes. Puedes hacer una infusión de regaliz con dos bolsitas; hiérvelo cinco minutos, déjalo enfriar y úsalo para darte el aclarado final cuando te hayas lavado y acondicionado el pelo.

Aceite de germen de trigo: si tu pelo rubio se ha desteñido, aplícate tres cucharaditas de aceite de germen de trigo antes de lavarte la cabeza. Esto ayudará a que recuperes tu color.

Cáscara de nuez y henna: ¡no uses henna si llevas el pelo teñido o con baño de color! Estos dos colores naturales son para pelo negro o pelirrojo. Si tienes muchas canas, pero tu color es básicamente castaño, tíñete una mecha con polvo de cáscara de nuez antes de teñirte todo el pelo. Lo mejor de los tintes naturales es que dan un tono completamente natural y no tienes que preocuparte por la raíz del cabello, porque estos tintes se van decolorando uniformemente con los lavados. La primera vez déjatelo puesto al menos treinta minutos y asegúrate de que tu producto no tiene aditivos.

Urea: busca una crema que contenga el 40% de urea y aplícatela a la zona que desees tratar para hacer desaparecer el vello no deseado.

Parte II

CUANTO MÁS JÓVENES SON TUS HORMONAS, MÁS JOVEN ERES

9

La versión natural
del contouring facial

MECANISMO ANTIAGING: restaurar la capa profunda de grasa y soporte para conseguir un rostro más redondeado.

FINALIDAD: rellenar las mejillas hundidas, el cuello fino, la pérdida de volumen de los senos y conseguir unas extremidades más redondeadas.

ESTRELLAS: miel, polen de abeja, lanolina, zarzaparrilla y aceite de oliva.

Aunque ya hemos hablado del rostro en capítulos anteriores (cómo mejorar la piel, la densidad y la regeneración ósea y el porcentaje de grasa y músculo), quiero centrarme en conseguir los niveles óptimos de estrógeno en la cara para que recuperes los contornos que tiempo atrás te parecían normales. Creo que este tema se merece un capítulo propio, puesto que las inyecciones de rellenos y estimuladores de colágeno, los implantes de silicona e incluso los trasplantes de grasa de tu vientre o muslos para inyectarlos en la cara se están poniendo cada vez más de moda ¡incluso más que los lifting faciales!

Las zonas hundidas debido a las alteraciones hormonales afectan a todo tu rostro. Me estoy refiriendo a los cambios en la parte superior de tus mejillas, a las mejillas hundidas, los contornos de la mandíbula/labios/ojo/barbilla y las arrugas alrededor de la boca. Otro de los rasgos que desaparece es la expresión de un rostro agradable y relajado, debido a la retracción de las capas de grasa y de músculo que sujetan la cara, que hacen que se te caiga la boca porque las capas subyacentes han desaparecido. Todo esto sucede porque las capas más profundas de la piel tienen un cojín de grasa que, cuando eres joven, es evidente por la redondez de la cara. Los años van mermando esta capa y el resultado es un rostro demacrado y encogido. Si recuperas esta capa de grasa, tu rostro volverá a tener su encanto juvenil.

En esta parte del libro vamos a ir un poco más lejos: pasaremos a tratamientos que se basan principalmente en las hormonas. Aquí hablaremos del rostro, pero pronto veremos cómo las hormonas desempeñan un papel importante en tu cerebro, en la cintura, en las curvas, en la energía, en el estado de ánimo y el atractivo sexual. El nivel hormonal es especialmente importante si se ha desequilibrado o se ha reducido; y no estoy exagerando cuando digo que un nivel hormonal bajo puede causar estragos en tu aspecto, tus relaciones, tu felicidad y otras áreas de tu vida. Por supuesto, la actividad celular también va a estar siempre implicada para devolverle a tu rostro y a tu cuerpo su estado óptimo, pero el equilibrio de nuestra intervención se centrará ahora en impulsar las hormonas a través de medios naturales.

La grasa facial es una grasa positiva

En los primeros tiempos de la cirugía estética, los médicos pensaban que con estirar la piel bastaría para parecer más joven. Pero tras aproximadamente una década de caras estiradas y tensas se ha demostrado que no basta con cortar trozos de piel y estirar el resto para parecer más joven. No sólo fue el resultado de una metodología antinatural, sino que se perdía una parte fundamental del aspecto juvenil: la redondez facial de la juventud.

Las caras jóvenes tienen grasa y no es grasa fofa y antiestética, sino grasa joven. Esta es la grasa saludable, la que aporta soporte estructural y rellena la cara sin que se hagan bolsas. Los cirujanos estéticos han intentado replicar este aspecto inyectando sustancias de relleno, y últimamente grasa real, debajo de la piel de las mejillas y de los ojos para llenar los huecos que se forman cuando desaparece esta grasa de soporte con la edad. Por desgracia, los resultados de estos procedimientos suelen producir bultos y rasgos hinchados que en nada se parecen a la verdadera belleza de la juventud. Esos llamativos efectos han sido apodados «cara de almohada», porque los resultados de esta intervención producen una hinchazón antinatural en las mejillas y en la zona de los ojos que hace que parezcan almohadas, y que nada tiene que ver con el aspecto juvenil que se pretendía en un principio.

Es la capa de grasa que hay justo debajo de la piel la que otorga esa encantadora redondez a la cara de la mujer y que desaparece cuando empieza a escasear el estrógeno. Cuando sucede esto, es imposible disimularlo. Como ya hemos visto, no hay maquillaje, ni ejercicios faciales, ni tratamiento quirúrgico que sirva. Afortunadamente, hay sustancias naturales que pueden restaurar los contornos del rostro y hacer que parezcas ¡décadas más joven en cuestión de semanas!

¿Por qué las mujeres mayores se parecen más a los hombres?

Los estudios han demostrado que cuando miramos a las personas no adivinamos su edad por el número de líneas de expresión de su rostro. Lo hacemos basándonos en el contorno de su cara. La forma de la cara de una mujer delata su edad, incluso antes de que nos hayamos fijado en sus rasgos y esa forma está bajo el control hormonal.

En el capítulo 8 hemos visto que las hormonas femeninas van disminuyendo con la edad y predominan las masculinas, como la testosterona y sus derivados, dihidrotestosterona o DHT. Su efecto es rápido y visible. Aparece vello facial no deseado en la barbilla, la cara va adquiriendo unos rasgos más duros, más angulares, más masculinos. Se hunden las mejillas y se exagera su aspecto angular.

Antes hemos visto que la fisiología de la piel del hombre y de la mujer es radicalmente opuesta: mientras los hombres tienen la epidermis (capa superficial) más gruesa a cualquier edad, en las mujeres es la capa hipodérmica la más gruesa. Esta capa hipodérmica contiene células adiposas, está debajo de la piel y proporciona la amortiguación y suavidad que tan atractivas y juveniles nos parecen en el rostro de una mujer. Esta cualidad no se puede imitar o replicar con cremas y ni sérums antiaging ordinarios, ni siquiera con los que contienen antioxidantes como la vitamina C, y como ya hemos visto, los procedimientos estéticos en el mejor de los casos son ineficaces. Pero puedes recobrar esa adorable redondez de la juventud en tu rostro a cualquier edad, a partir de hoy mismo, con las técnicas que verás en este libro, y concretamente, en este capítulo.

Mediante la aplicación de aceites esenciales favorables para las hormonas sobre tu rostro y cuerpo, o tomando sustancias naturales con acción hormonal, podrás recuperar el grosor hipodérmico de tu rostro. Este sistema también te ayudará a mejorar la musculatura atrofiada y el tejido adiposo de los brazos, en el estómago, los senos y la frente, especialmente los que más se ven, en el nivel celular y hormonal, porque el radio de impacto del estrógeno es muy extenso.

¡Estrógeno al rescate!

Mira cualquier foto de una modelo en una revista y verás los efectos del estrógeno sobre su piel. ¿Ese adorable, grueso y acolchado labio superior con esa marcada forma de eme? Estrógeno. ¿Ese bonito cuello redondeado, sin rastro de cuerdas? Estrógeno. ¿Ese ángulo de la mandíbula tan firme y sexi? Estrógeno. ¿Esas delicadas manos sin venas marcadas, brazos redondeados y senos firmes? ¿Pelo de anuncio? Estrógeno, estrógeno y más estrógeno. Todo esto desaparece con la edad. Los labios empiezan a desaparecer en un entramado de arrugas y los músculos del cuello se descuelgan formando pliegues. Al final terminas con papada y venas nudosas en el dorso de tus manos y antebrazos.

Existen tres tipos principales de estrógeno: estradiol, estrona y estriol. Actúan juntos para ayudarte a tener un aspecto femenino y espléndido, pero cuando estás en la cúspide y en tu etapa más fértil, el estradiol es la principal hormona de tu cuerpo. Se produce en los ovarios. Cuando los ovarios reducen su ritmo de trabajo, caen tus niveles de estradiol. Para compensar este déficit, aumenta el nivel de estrona, pero los efectos de esta hormona no compensan por completo los del estradiol. El estriol es la hormona que domina durante el embarazo.

Para parecer joven has de potenciar la acción del estradiol en tu cuerpo. La forma ideal de conseguirlo sería activando tus ovarios, pero incluso cuando ya no tienes esa opción en la menopausia, también puedes impulsar la acción del estradiol en tu piel con sustancias naturales que poseen las mismas propiedades que el propio estradiol. En este capítulo nos centraremos en producir los efectos del estradiol directamente sobre tu piel, concretamente en la cara. El propósito de restaurar la actividad estrogénica en un cuerpo mayor es rellenar las capas de grasa marchita, sin permitir que se descontrolen los depósitos de grasa y se vuelva fofa.

¿Qué es ese zumbido? La miel y el polen de abeja aumentan los niveles de estrógeno

La miel es realmente una gran ayuda para aumentar de forma segura y eficaz los niveles de estrógeno en la piel y revertir los efectos del envejecimiento. ¡Casi resulta extraño que un alimento que podemos comprar en cualquier parte pueda dar marcha atrás al reloj para que tu rostro recupere su belleza! Cuando lo hayas probado, verás que la miel, ingerida o en uso tópico, rejuvenecerá espectacularmente tu rostro y tu cuello. Las bolsas de debajo de los ojos y los párpados caídos incluso pueden desaparecer, tu cuello recobrará cierta redondez, las venas de los dorsos de las manos y de los antebrazos desaparecerán. Notarás que se suavizan las líneas, que estás más hidratada y que experimentas una encantadora mejoría general, además de un efecto de relleno, incluso desde el primer día de uso. Todo esto es gracias a que la miel contiene hormonas naturales que rellenan la piel y restauran las capas más profundas. Se ha demostrado que la miel es un potente anticancerígeno, antiinflamatorio y antibiótico, ¡así que puedes usarla tranquilamente! Por si fuera poco, también rejuvenece tus senos, brazos y cabello de varias formas. Como es pegajosa te recomiendo que la utilices en el baño, directamente o en los preparados que voy a recomendarte.

Las propiedades estrogénicas de este maravilloso alimento hacen milagros cuando te lo aplicas en la cara. Para demostrar hasta qué extremo es estrogénica, veamos primero cómo afecta hormonalmente a otras partes del cuerpo. En una serie de experimentos, donde se usó un modelo de menopausia animal, la miel demostró ser muy eficaz para superar los efectos de los niveles bajos de estrógeno. Se observó una intensa acción estrogénica que impidió el aumento de peso debido a la carencia de estrógeno, aumentó la densidad ósea e incluso previno la atrofia vaginal y uterina. La miel tiene estos efectos, además de protegernos contra el cáncer y las enfermedades cardíacas, dos factores de riesgo importantes que pueden acentuarse con otros agentes estrogénicos. El doctor Basel al-Ramadi y su equipo de los Emiratos Árabes Unidos demostraron que la miel de manuka, en concentraciones muy bajas, puede frenar el crecimiento de células cancerosas de mama, piel y colon. En este experimento la miel de manuka se inyectó vía introvenosa, pero ingerir la miel en las dosis que tomarías normalmente; también aportará a tu cuerpo las propiedades de este sorprendente alimento.

Puede parecer que los ejemplos que acabo de mencionar no tienen nada que ver con tu cara, pero en realidad están muy relacionados. Tanto si la ingieres como si la utilizas externamente, la miel hace lo que haría el estrógeno: restaurar los contornos de la juventud y eliminar los efectos no deseados de los andrógenos que tienen lugar cuando disminuyen los niveles de estrógeno. Los beneficios del estrógeno sobre la piel incluyen: aumento de colágeno para el grosor de la piel, aumento de mucopolisacáridos y de ácido hialurónico para retener la hidratación, mejorar la función de la capa córnea de la epidermis para frenar la descamación, mejorar la cicatrización de las heridas y la reparación de la piel para evitar las arrugas, aumento de la elastina para la elasticidad de la piel y toda esa capa tan importante de grasa de relleno para tener la cara de almohada correcta.

Todo nuestro cuerpo contiene receptores de estrógeno y la disminución de esta hormona en nuestro organismo nos envejece en todos los niveles, pero donde es más visible es en la piel y en el pelo. Los receptores de estrógeno se encuentran en todas las capas de la piel, incluso en los vasos sanguíneos que la irrigan. Cuando baja el estrógeno, todas las partes de nuestro cuerpo sufren las consecuencias. Puedes observar un marchitamiento general. La pérdida de colágeno es exagerada: una mujer pierde el 30% de toda su capa de colágeno en los cinco primeros años de la menopausia, y la pérdida, que a partir de ese tiempo prosigue a un ritmo algo menor, es muy visible. Imagínate un edredón al que le han sacado el 30% de su relleno. Pero esto se puede recuperar mejorando la función celular.

No obstante, en lo que respecta a la pérdida de la capa de grasa y sus cambios de distribución, sólo el estrógeno puede ayudarnos verdaderamente. Los depósitos de grasa y su distribución femenina en el cuerpo están controlados por esta hormona y ni siquiera una buena función celular puede sustituir sus beneficios de amortiguación.

Antes he mencionado que los mucopolisacáridos son esenciales para mantener la piel hidratada. El descenso de sus niveles provoca la sequedad y descamación que experimentan muchas mujeres cuando se hacen mayores. Estos cambios agravan la formación de arrugas. Los mucopolisacáridos son moléculas de cadenas de azúcar. El azúcar refinado blanco o sacarosa tiene la mala reputación de destruir la salud y acelerar el envejecimiento, y con razón. No obstante, ciertos azúcares son esenciales para la función celular. Esto incluye a las células de la piel. Por ejemplo, se ha demostrado que hay varios azúcares, como la trehalosa y la ribosa (el sufijo *osa* significa azúcar) que son excelentes para la piel cuando se aplican tópicamente para prevenir las arrugas y como agentes hidratantes. Los azúcares son esenciales para la comunicación intercelular, así como para la energía celular y sus efectos antiaging son impresionantes. Este es un nuevo campo de la ciencia antiaging, denominado glicobiología, que estudia la acción beneficiosa de ciertos azúcares sobre la piel, el cuerpo y el envejecimiento. La trehalosa, por ejemplo, puede deshacer los nudos de proteínas dañadas en el alzhéimer y la ribosa energiza el corazón. La miel contiene ambos azúcares, trehalosa y ribosa, entre otros azúcares y es muy eficaz para rejuvenecer la piel.

Y mientras la miel es extraordinaria como tratamiento tópico y deliciosa cuando la usamos para endulzar un té o una avena cocida, hay otro producto de la abeja, el polen, que cuando se ingiere es todavía más eficaz restaurando la carencia de hormonas femeninas. El polen de abeja posee la misma gama de efectos que aporta el estrógeno, pero en concentraciones más altas. Además el polen de abeja contiene una buena dosis de proteínas. Se puede comer a diario como superalimento y obtendremos grandes beneficios antiaging. ¡A mí me gusta mezclarlo con yogur o con leche caliente y se convierte en un superalimento difícil de superar!

Los efectos estrogénicos de la miel y del polen de abeja también son muy deseables porque hacen desaparecer los efectos molestos de andrógenos como la testosterona. En lugar de bajar los niveles de testosterona, potencian los efectos estrogénicos en el cuerpo femenino. Las hormonas sexuales masculinas no necesariamente aumentan cuando nos hacemos mayores, pero a medida que segregamos menos hormonas femeninas, los efectos de las hormonas masculinas ya no están compensados por las femeninas y los resultados de sus acciones fisiológicas son más visibles.

El colesterol, las grasas
y las vitaminas solubles en grasa

Mantener a raya los niveles saludables de colesterol es esencial para un buen funcionamiento hormonal. El colesterol es vital para la salud y nuestro cuerpo lo fabrica todos los días. Sin colesterol, tendríamos problemas de memoria, y se detendría la síntesis de hormonas sexuales, incluido el estrógeno.

Los aceites vegetales suben el colesterol HDL (lipoproteína de alta densidad), que se considera el colesterol «bueno». En general, es así, pero el colesterol LDL (lipoproteína de baja densidad) también cumple funciones importantes como antioxidante. Protege el cerebro, forma masa muscular e incluso nos protege contra el cáncer. Por consiguiente, es de suma importancia para nuestra salud hormonal y general incluir aceites vegetales en nuestra dieta y que sean de la mejor calidad, crudos y sin refinar.

No obstante, las grasas animales saturadas pueden plantearnos problemas. Concretamente las de la carne, ya que se les atribuye que acortan los telómeros y aceleran el envejecimiento. Muchas personas no procesan bien la grasa animal, lo que puede provocarles milia y bolsas debajo de los ojos. Los aceites de pescado y de palma roja parece ser que alargan los telómeros. Pero el aceite de pescado no da el aspecto redondo de la cara de una joven. De hecho, los ácidos grasos omega-3, que son los que predominan en el aceite de pescado, tienden a «cortar» la grasa en lugar de reparar la epidermis arrugada, por lo que este tipo de grasa podría exacerbar un rostro que ya está demacrado. Otra opción mejor son los aceites de onagra, de salvado de arroz y de aguacate, que tienen una buena acción antiaging para las capas de grasa que hay debajo de la piel y estos aceites no engordan como lo hace la carne grasa. Los productos lácteos enteros son más aptos para los jóvenes, pero a medida que nos hacemos mayores hemos de ser conscientes de que nos conviene más la carne magra y los lácteos desnatados, porque envejecen menos y nos proporcionan una piel con un aspecto más joven. Sin embargo, podemos beneficiarnos del uso externo de grasas que contienen colesterol como la manteca de cerdo. Si la barrera de tu piel se ha deteriorado y está en peligro, te notas la piel muy tensa y seca, las grasas que contienen colesterol pueden mejorarla en cuestión de segundos y repararla en cuestión de días. Asimismo, también es muy beneficioso usar manteca de cerdo en el cabello como hemos visto en el capítulo 8.

El escualeno, la manteca de cacao y la lanolina son grasas que tienen efectos maravillosos sobre la capa de grasa de la piel, cuando se usan externamente. De forma interna, el escualeno también tiene acción hormonal, pero es un suplemento difícil de encontrar. El escualeno es el elemento principal de las hormonas esteroides y uno de los lípidos o grasas más comunes que se encuentran en la piel humana. La conversión del escualeno en hormonas esteroides se produce en el cuerpo, concretamente en la piel, y tiene destacados efectos antiaging. Cuando una mujer se aplica una capa de este fino e incoloro aceite sobre su rostro, suben los niveles de estrógeno en la zona tratada. Esto significa que aumenta la síntesis positiva de procolágeno y compensa la pérdida que puede que se haya sufrido con el descenso de los niveles hormonales. Esta respuesta a la aplicación tópica es importante, porque las arrugas se pueden tratar con altas concentraciones de escualeno y los resultados son rápidos y duraderos.

Los suplementos de escualeno también han demostrado su eficacia haciendo desaparecer las arrugas y aumentando los niveles de procolágeno, pero pueden causar diarrea, así que es algo digno de ser tenido en cuenta. La manteca de cacao es una potente grasa que puede rellenar tu piel cuando te la aplicas y la combinas con un aceite líquido como el de aguacate o de jojoba (técnicamente una cera, aun en su estado líquido) y la calientas lentamente para que se vaya derritiendo. También puedes añadir aceite esencial de hinojo, semillas de eneldo o anís verde al preparado para que tenga más fuerza. La lanolina o el aceite de lanolina es una grasa de la lana que es muy eficaz para dar volumen a la cara.

Las vitaminas solubles en grasa también benefician a la capa de grasa y se pueden usar para darle un volumen estético a tu rostro. La vitamina E, concretamente, tiene un largo y distinguido historial en la ciencia de la nutrición. Décadas antes de que los suplementos de vitaminas fueran algo común, en 1948, la vitamina E se estudiaba como posible candidata para la terapia de sustitución de estrógeno. En la mayoría de los estudios demostró su eficacia, siendo su forma natural, la que deriva directamente del aceite de germen de trigo, la que ofrecía los mejores resultados. La vitamina E es una mezcla de ocho antioxidantes solubles en grasa e íntimamente relacionados: cuatro tocoferoles y cuatro tocotrienoles. De los tocoferoles, el alfa-tocoferol es considerado el más valioso biológicamente. Los tocotrienoles, que también se encuentran en el aceite de palma roja y el de salvado de arroz, poseen una extraordinaria gama de beneficios, incluido el de limpiar las arterias. También podemos tener deficiencia de tocoferol. Uno de los síntomas es la pérdida de sensibilidad en las manos y en los pies, que se conoce como neuropatía.

Tanto la dermis, que es una capa interna de la piel, como la epidermis, que es la superficial, contienen vitamina E, que es el antioxidante soluble en grasa más abundante de nuestro cuerpo. Si la tomas como suplemento llegará hasta tu piel. Pero tardará unos siete días en hacerlo. El uso tópico de aceite con vitamina E aporta directamente a las capas de tu piel esta maravillosa sustancia desde el mismo momento de su aplicación. La vitamina E tiene una gran preferencia por las grasas, es lipofílica, lo que implica que en cuanto la aplicas a la superficie de tu piel, se absorbe y atraviesa directamente todas las capas penetrando muy profundo. Simplemente aplicando aceite de vitamina E sobre tu rostro ¡puedes restaurar la imprescindible acción estrogénica rejuvenecedora a todas las capas de tu piel! Puesto que la exposición al sol y la falta de ozono consumen nuestra vitamina E, que a su vez también disminuye con la edad, es de sentido común que te asegures de que tienes suficiente vitamina E en tu cuerpo para conservar la salud. La vitamina E es antioxidante, antiinflamatoria y protege contra el cáncer.

Puede que los últimos comentarios negativos que se han publicado sobre ella te confundan. La razón por la que en algunos estudios se han observado efectos negativos al usar la vitamina E reside en su propia forma. sólo la versión natural de esta vitamina producirá los efectos deseados que se asocian a esta. Por desgracia, el tipo de vitamina E que se usó en los estudios es una versión sintética y barata que no tiene la forma adecuada. Con frecuencia existe más de una deformación de la vitamina E. Este hecho no sólo hace que fracasen sus efectos beneficiosos, sino que puede producir efectos negativos, que bloquearán la verdadera acción de esta vitamina en el cuerpo. De modo que usa siempre vitamina E natural.

Como ya he dicho para conseguir una piel más rejuvenecida, aplícate aceite de vitamina E directamente sobre la cara, es una verdadera dinamo antiaging. La vitamina E ayuda a restaurar el volumen de tu cara en cuestión de segundos y los resultados serán más duraderos a medida que la vayas usando. La aplicación regular de esta increíble vitamina ayuda a reparar todo tipo de piel dañada, tanto si se debe a la acción solar, como a la contaminación, al envejecimiento, a la genética o a la combinación de todos estos factores. ¡Las personas que usan vitamina E no saben lo que es la flacidez facial! Si se ingieren, las vitaminas solubles en grasa, como la E, se han de tomar combinadas con una buena fuente de grasa como el aceite de oliva.

✳ Estrellas para un rostro hermoso: anís verde y zarzaparrilla

Puedes mejorar la cara, el cuello e incluso el escote con zarzaparrilla y anís verde. El aceite esencial de anís verde es estupendo para aportar volumen y firmeza juvenil a una cara que se ha demacrado un poco con el tiempo. El anís verde se parece al hinojo, pero su acción estrogénica es todavía más intensa. Pruébalo primero en una pequeña zona de tu piel y úsalo siempre diluido en un aceite base o con manteca de cacao. Como sucede con todos los tratamientos estrogénicos para la piel, puedes usar este aceite por todo el cuerpo. No te hará engordar, pero dará firmeza a tu cuerpo y un volumen agradable a tus extremidades. Si comparas las extremidades de las jóvenes con las de las personas mayores, podrás observar el cambio en el porcentaje de músculo y grasa, que ya hemos visto en un capítulo anterior. No obstante, paradójicamente, aunque con los años se produce una pérdida de masa muscular, y en comparación, un aumento de la grasa, la capa de

grasa de la hipodermis, la que está debajo de las capas de piel, se encoge, y el resultado es la pérdida de densidad y volumen en las zonas
donde se produce. El enigma desaparece cuando te planteas qué es lo
que les sucede a las personas jóvenes que tienen sobrepeso: su piel es
suave, pero les falta firmeza y definición. La edad deteriora la propia
arquitectura de tu piel, desde su capa más superficial hasta la más profunda. Esto provoca muchas arrugas en la superficie y proporciona
menos soporte general. Las sustancias naturales de este capítulo te
ayudarán a restaurar la cantidad correcta de grasa en la hipodermis, la
capa más profunda de la piel.

La zarzaparrilla es una planta que también puede restaurar la rejuvenecedora capa de grasa subyacente de tu rostro (así como de tus
senos, cuello, dorso de las manos o de cualquier otra zona donde lo
necesites). Esta planta siempre ha sido un remedio para los problemas
de la piel, aunque no se conocieran sus efectos antiaging. Por ejemplo,
era muy popular en el salvaje Oeste porque los vaqueros la usaban
para curarse la sífilis y puede que en ese ámbito tuviera algún efecto.
Más recientemente, se ha descubierto que la zarzaparrilla va bien para
tratar la psoriasis y reducir la descamación, o la pérdida de capas de
piel, en tan sólo una semana, tomando a diario tisanas de esta planta.
Lo más fascinante es que los últimos hallazgos revelan que la zarzaparrilla estimula la diferenciación preadipocito y la proliferación adipo-
citaria.

En lenguaje más simple, esto significa que aplicar sobre tu rostro
un tratamiento con esta planta puede aumentar espectacularmente tu
capa de grasa subcutánea sin que «parezcas gorda». Y si deseas mejorar otras zonas de tu cuerpo, la zarzaparrilla también puede obrar su
magia en ellas. Esta planta es ideal para las manos, los antebrazos, el
cuello, la zona alrededor de los labios y la boca y para los senos. En un
estudio, las mujeres que usaron gel que contenía extracto de zarzaparrilla sobre sus senos todos los días durante un mes, experimentaron
un aumento de su talla de sujetador. A mí me gusta incorporar el preparado de zarzaparrilla en aceite de aguacate o de oliva (la receta está
al final de este capítulo) en mi cuidado diario de la piel.

TRATAMIENTOS ANTIAGING BIOLÓGICO

Te recomiendo que elijas los tratamientos basándote en la disponibilidad del producto, su coste y tus preferencias personales. Con uno basta para tratar el mecanismo antienvejecimiento, pero dos o más pueden acelerar la mejoría general o mejorar algún problema específico que puedas haber descuidado. Cada uno utiliza un ingrediente de los que hemos hablado en este capítulo. ¡Disfrútalos!

Miel y polen de abeja: toma diez cucharaditas de polen de abeja al día, puedes tomar más si lo deseas, pero menos que eso no te aportará todos los beneficios de este alimento. Aplícate la miel sobre la cara, déjatela puesta quince minutos y aclárate.

Escualeno: te recomiendo escualeno de aceite de oliva. Ponte una fina capa sobre el rostro por la mañana y por la noche, cuando ya no lleves maquillaje.

Aceite de vitamina E: si no lo encuentras en botella, compra cápsulas de vitamina E para ingerir. Usa 400 UI. Perfora las cápsulas y aplícate el aceite.

Zarzaparrilla: Volufiline es un producto comercial que contiene zarzaparrilla y se comercializa para aumentar el volumen del pecho. También puedes usarlo sobre el rostro, el cuello, las manos y los antebrazos. Puedes hacerte tu propio preparado añadiendo cuatro cucharaditas de zarzaparrilla en polvo a 500 mililitros de aceite de oliva, caliéntalo con cuidado y déjalo hervir a fuego lento treinta minutos. Déjalo enfriar, cuela el líquido, ponlo en una botella y etiquétalo.

Anís verde: mezcla manteca de cacao y aceite de aguacate a partes iguales. Funde la manteca de cacao y el aceite de aguacate a fuego lento, sácalo del fuego cuando se haya licuado, déjalo enfriar, y mientras siga líquido, añade 30 gotas de aceite esencial de anís verde en 100 mililitros de aceite base. Remuévelo bien y ponlo en un recipiente de boca ancha.

Grasa: incluye grasas saludables en tu dieta diaria, como el aguacate, o los aceites de germen de trigo o de onagra.

10

El secreto para revertir
la menopausia

MECANISMO ANTIAGING: restaurar la actividad estrogénica.

FINALIDAD: reducir los sofocos, las arrugas, la atrofia de las mamas y de la vagina.

ESTRELLAS: jalea real, vitamina E, ashwagandha, Panax ginseng, boro, lanolina.

Si pensabas que la menopausia era simplemente dejar de menstruar, tendrás que cambiar de opinión. La menopausia nos cambia tanto a nivel hormonal como celular. Las hormonas son compuestos extraordinariamente potentes con efectos de amplio espectro. Por consiguiente, cuando desciende su número afecta a todas las células de nuestro cuerpo. Hemos visto que la piel, la distribución de la grasa, los músculos, los huesos y el cabello se ven afectados cuando los niveles hormonales empiezan a bajar con la edad. Los niveles hormonales, especialmente los de estrógeno, descienden de forma drástica cuando nos hacemos mayores, pero también disminuyen cuando se nos practica una histerectomía o usamos ciertos medicamentos que afectan o inhiben nuestra función ovárica correcta. El resultado siempre es el mismo: arrugas, piel flácida, poco tono muscular, aumento de peso, clareo del cabello, pérdida de masa ósea. En resumen: vejez.

Hasta el momento, en este libro has visto el deterioro ocasionado por la bajada de los niveles de estrógeno. En este capítulo te enseñaré cómo aumentar significativamente esos niveles hasta los niveles óptimos de cuando tenías treinta años. Esto te aportará más firmeza y suavidad a la piel, más volumen en los senos, una cintura más marcada, un cabello más brillante y unas articulaciones más flexibles. De hecho, todos estos aspectos son marcadores que te sirven para valorar tu estado hormonal y las mejoras que experimentas al ir cumpliendo años, puesto que las mejorías en estos factores indican que estás retrasando el reloj y regresando al funcionamiento biológico de cuando eras más joven. Aprenderás a rejuvenecer todo tu sistema femenino, a restaurar la actividad hormonal de la juventud e incluso devolver a tu útero y ovarios a una edad biológica más joven. Las plantas medicinales y los nutrientes de este capítulo también te protegen contra el cáncer y las enfermedades cardíacas, que es lo que hace que este programa sea una alternativa eficaz y segura, a la terapia de sustitución hormonal convencional.

Dale la bienvenida a la menopausia

La lista de los síntomas más comunes de la menopausia se podría interpretar como una lista de razones para encerrarte en casa o acurrucarte en un rincón y echarte a llorar. Estas razones van desde los sofocos hasta la sudoración nocturna, la ansiedad, el insomnio, la falta de libido, el cansancio, las arrugas, la pérdida del cabello, el vello facial indeseado, la osteoporosis, la atrofia vaginal, la pérdida de la fertilidad y la ausencia de ciclos menstruales. Por si esto fuera poco, también tenemos el golpeteo de los senos, que se refiere a lo que sucede cuando se atrofia tanto el tejido de los bustos a raíz de la pérdida de estrógeno, que los pechos se adelgazan hasta el punto que la parte glandular media, el relleno, por así decirlo, casi desaparece.

De modo que cuando una mujer hace un movimiento brusco sin llevar sujetador —como girarse en la cama— sus senos, literalmente, se golpean contra su cuerpo. Por los correos electrónicos que recibo sé que este es un problema importante y que causa mucha preocupación a muchas mujeres, algunas de las cuales todavía son treintañeras. ¡Pero no hay que desesperarse! Los remedios naturales de este capítulo te ayudarán a reconstruir el tejido de tu pecho, a aumentar su grasa, volumen y el peso.

Durante décadas se ha aceptado la explicación científica de la menopausia, como la simple desaparición de los óvulos que se produce con la edad. La teoría afirmaba que todas las mujeres nacemos con un número fijo de óvulos, que vamos usando en cada menstruación. Cuando se terminan se produce la menopausia. Pero los datos nuevos que tenemos ahora contradicen esta teoría. De hecho, los investigadores de Harvard han hallado nuevas pruebas de que las hembras de mamíferos pueden producir células ovulares durante toda su vida. No es que a la mujer se le agoten las células ovulares, la razón de la menopausia está en el cerebro, en las glándulas pituitaria y pineal, que son las que controlan y supervisan los niveles hormonales. Cuando estas zonas del cerebro son estimuladas, vuelve la menstruación, ¡incluso a las mujeres que llevan años con la menopausia! La razón por la que estas áreas del cerebro dejan de hacer su trabajo es la ralentización de los procesos celulares y el deterioro acumulado durante tiempo.

Hasta ahora hemos estado viendo el antiaging mayormente a través de la función celular u hormonal. Cuando estudiemos la inversión de la menopausia veremos la interacción íntima que se produce entre estos dos sistemas. La función celular se vuelve más lenta y afecta al cerebro, que a su vez se vuelve más lento y afecta a los ovarios, el útero, los senos, la piel, los músculos y los huesos. Los cambios a nivel celular se pueden revertir real y biológicamente, lo que a su vez conducirá a un rejuvenecimiento real y biológico. Pero realizar cambios a nivel celular no siempre es suficiente. Los cambios celulares tienen beneficios visibles, pero no pueden transformar *todos* tus rasgos en los de una persona vital de treinta años, visual y bioquímicamente. Para ello es necesario despertar las hormonas.

La medicina moderna acaba de adoptar una nueva postura revolucionaria respecto a la menopausia. En lugar de contemplarla como un declive inevitable, los científicos modernos están estudiando posibles formas de invertir la menopausia, con el fin de alargar la fertilidad y frenar el envejecimiento. Este planteo implica trasplantes de ovarios y fármacos que impulsen el retorno de una función ovárica saludable y juvenil. Impulsar el retorno de la función ovárica es posible gracias a las sustancias naturales y creo que es preferible esta opción, que además no tiene efectos secundarios.

La menopausia empieza cuando disminuye la función ovárica. Las células responsables de la producción de estrógeno se vuelven más lentas con los años. Como acabamos de ver, todo este proceso empieza en el cerebro, en las glándulas pituitaria y pineal, que controlan los niveles de estrógeno y de otras hormonas en el cuerpo, e incluso determinan la sensibilidad ovárica a cualquier estrógeno circulante en sangre. Pero sea cual fuere el punto de partida, el descenso de los niveles de estrógeno es detectado en otra parte del cerebro, el hipotálamo. El hipotálamo reacciona al bajón de los niveles de estrógeno de una manera exagerada para compensar dicha pérdida. Esto produce los sofocos y sudoración, porque el hipotálamo también es el encargado de regular la temperatura corporal. No sólo eso, el hipotálamo controla el apetito, los ciclos del sueño, las hormonas sexuales y la temperatura general del cuerpo, que es la razón por la que los síntomas relacionados también se consideran síntomas de la menopausia.

Cuando suben los niveles de estrógeno, sin embargo, los síntomas de la menopausia provocados por la hiperreaccción del hipotálamo desaparecen. Por consiguiente, si tienes sofocos, es un claro indicativo de que tu hipotálamo se está esforzando mucho para subir los niveles de estrógeno en tu organismo. Afortunadamente, las plantas y los aceites esenciales con propiedades fitoestrogénicas o que imitan a los estrógenos generan actividad estrogénica y calman el hipotálamo. Además, las células inmaduras que producen los óvulos en los ovarios, conocidas también como ovocitos, pueden ser estimuladas aumentando su energía celular. Esto puede retrasar el inicio de la menopausia y restaurar el ciclo menstrual, incluso en las mujeres menopáusicas. Aunque no vuelva la menstruación, este enfoque tiene múltiples beneficios debido a los efectos antiaging de haber mejorado la función celular e incluso la estimulación parcial de los ovocitos puede proporcionar un rejuvenecimiento notable.

Aunque parezca que un hipotálamo menopáusico sólo causa problemas, es reconfortante saber que esta glándula también es muy sensible a los niveles de vitamina B en sangre. Estimular el aumento de los niveles de vitamina B es una buena forma de subir los niveles de hormonas sexuales en tu cuerpo, aliviar los problemas hormonales e incluso impulsar la fertilidad. Cuando hay poca vitamina B en sangre, la función del hipotálamo sufre gravemente; por esta razón, las vitaminas B son importantes para ayudarte a sobrellevar la ansiedad y el estrés, puesto que el hipotálamo también controla las glándulas suprarrenales, que son las que producen las hormonas del estrés. La carencia de vitaminas B reduce la eficacia del hipotálamo para controlar las consecuencias de estas hormonas del estrés. La adrenalina acelera el ritmo cardíaco y contrae los vasos sanguíneos, dos factores que con la edad se vuelven más peligrosos. Las dosis altas de ácido fólico también tienen marcados efectos estrogénicos y se ha demostrado que pueden retrasar o incluso invertir la menopausia. El ácido fólico, aplicado externamente o ingerido, sube los niveles de colágeno en la piel, suaviza las arrugas y aumenta el grosor de la piel.

¿En qué se diferencian los tratamientos naturales de las hormonas sintéticas?

Es esencial que recordemos que existe una enorme diferencia entre los preparados hormonales sintéticos y bioidénticos, que afirman que utilizan plantas como base y los preparados verdaderamente naturales que recomiendo yo. Las hormonas sintéticas que se utilizan en la terapia hormonal convencional difieren de nuestras hormonas naturales considerablemente, lo cual puede tener efectos secundarios desagradables. También son prescritas en dosis muy altas y su acción biológica es muy potente. Esto puede provocar peligrosos coágulos sanguíneos, sangrado continuado y abundante, y cánceres sensibles a las hormonas. Incluso las hormonas bioidénticas que se considera que son similares a las nuestras tienen también efectos secundarios, porque es difícil determinar cuál es la dosis correcta para una persona en un momento dado y porque suministrar al cuerpo hormonas preparadas hace que las glándulas naturales productoras de hormonas dejen de trabajar e incluso se atrofien, como veremos en un momento. Todas las hormonas de nuestro cuerpo tienen un ciclo diario natural que es imposible replicar. Las plantas, los aceites esenciales, los alimentos y los suplementos que recomiendo en este capítulo y en todo el libro actúan con suavidad y seguridad para conseguir los efectos deseados.

Los problemas que surgen con el uso de preparados con hormonas sintéticas han despertado el recelo ante *todos* los tratamientos hormonales, como si los preparados naturales fueran sinónimo de los sintéticos, que se ha descubierto que son los causantes de ciertos tipos de cáncer. Es esencial que entendamos correctamente la gran diferencia que existe entre mi planteamiento del programa de este libro sobre la función hormonal y los componentes de las hormonas sintéticas que han producido graves problemas de salud y temores con fundamento.

Puede que conozcas las hormonas sintéticas, que también se conocen como terapia de sustitución hormonal (TSH) o terapia de sustitución de estrógeno (TSE). Estas terapias tienen como finalidad sustituir las hormonas que perdemos las mujeres, después, o justo antes, del inicio de la menopausia. Y aunque estas hormonas se «parezcan» a las nuestras, no son iguales. Puesto que se parecen a las hormonas que suelen encontrarse en nuestro cuerpo, pueden producir algunos efectos positivos, pero como difieren en aspectos fundamentales de nuestras hormonas naturales, también pueden causar serios problemas. Las hormonas son muy potentes y, al mismo tiempo, son muy vulnerables a cualquier desequilibrio. Los problemas pueden surgir debido a que la dosis de hormonas sea muy alta, lo cual es bastante habitual en las mujeres que toman las hormonas farmacéuticas. Pero los problemas aumentan cuando la mujer toma sólo una o dos hormonas. Sabemos que existen *varios* tipos de estrógenos. El equilibrio de hormonas esenciales que necesita nuestro cuerpo en las dosis correctas para mantener nuestra juventud e invertir nuestro proceso de envejecimiento, es imposible conseguirlo con las hormonas farmacéuticas.

Como hemos visto hace un momento, las hormonas bioidénticas tampoco son la solución. Son hormonas fabricadas con una forma idéntica a las hormonas que tenemos las mujeres. La ventaja sobre los primeros tratamientos hormonales es que las bioidénticas tienen menos efectos secundarios. Pero muchos de los problemas que producían las hormonas antiguas también se producen con las bioidénticas. Antes de poder empezar a usarlas se han de hacer análisis de sangre para determinar los niveles hormonales de cada persona en particular, y la tarea de determinar la dosis correcta, día a día, semana a semana y mes a mes, es bastante complicada, por decir algo. A fin de conseguir este delicado equilibrio, la mujer debería someterse a un test hormonal de veinticuatro horas, incluidos análisis de saliva y de sangre, y estas pruebas se tendrían que repetir en diferentes estaciones. Incluso así, las dosis ideales para cada mujer seguirían siendo un misterio porque su historial hormonal también se debería tener en cuenta. ¿Cuáles eran sus niveles hormonales antes de los treinta? ¿Cuándo fue su etapa más fértil? Estas son preguntas imprescindibles que puede que nadie nos haga o cuyas respuestas desconozcamos; sin embargo, esta información es muy importante cuando se está buscando la dosis correcta para suministrarnos un fármaco potente. Este problema se plantea en todo tipo de terapia de sustitución hormonal sintética. Por consiguiente, las hormonas bioidénticas tienen el mismo potencial de desequilibrar que el de las hormonas sintéticas más convencionales. Además, puede que se tengan que tomar varias hormonas diferentes para evitar un desequilibrio grave.

La melatonina: la hormona maestra

La melatonina es una hormona que fabrica la glándula pineal que se encuentra en el cerebro y que está muy relacionada con la regulación del ciclo circadiano (veinticuatro horas) corporal, que es el que regula los estados de sueño y vigilia. Es esencial para la salud en cualquier etapa de la vida, pero sobre todo después de la menopausia. Los niveles de melatonina bajan rápidamente a medida que envejecemos, por lo que puede costarnos más conseguir una buena noche de descanso y la subsiguiente energía a la mañana siguiente. Algunas personas quizá no son conscientes de que la melatonina es una hormona. En un estudio donde utilizaron melatonina sintética, los investigadores descubrieron que ¡podía restaurar el ciclo menstrual en las mujeres mayores en cuestión de días! Por supuesto, no recomiendo hormonas sintéticas. Los suplementos de melatonina que hay a la venta en las tiendas de productos naturales en Estados Unidos y Canadá y que las personas usan indiscriminadamente para evitar el *jet lag* o para dormir bien por la noche, contienen una de las hormonas más potentes del cuerpo humano. De modo que cuando compras melatonina convencida de que es inofensiva y natural, lo cierto es que estás comprando una hormona sintética con potentes efectos que pueden causar un tremendo desequilibrio de mucho alcance. La glándula pineal, secretora de melatonina, se puede atrofiar a raíz de los suplementos. Supongo que te tranquilizará saber que esto no pasa con los métodos naturales para subir la melatonina que recomiendo en este capítulo y en este libro.

La melatonina se encuentra en más sustancias naturales de lo que imaginas. El alimento estimulador de la melatonina más potente es el zumo de cereza ácida. Hazte con una buena dosis de tu fruta o zumo favoritos cada día y consúmela después de las 16:00h para favorecer tu ciclo de sueño. Las deliciosas frutas tropicales y frutas como el mango, el plátano y la naranja se ha demostrado que aumentan los niveles de melatonina de forma segura y natural. Incorporar un zumo de piña en tu dieta es una manera excelente de mejorar tus ciclos de sueño y de impulsar tu energía, con los beneficios estrogénicos añadidos de favorecer la ovulación, la lubricación y el magnetismo de la atracción sexual. Las nueces, el tomate concentrado y la avena también incrementan de manera segura los niveles de melatonina. El aceite esencial cedro del Atlas estimula la síntesis de melatonina cuando se aplica directamente sobre las muñecas a la hora de irte a dormir o mezclado con un aceite base y aplicado en la cara o el cabello por la noche. El almidón kuzu tiene una potente acción estrogénica y, cuando se mezcla con el zumo de piña, también puede aumentar la actividad de la melatonina. El kuzu también puede dar brillo a tu pelo y mantener su largo, da firmeza a los senos y volumen a tu rostro cuando lo tomas internamente. También se puede usar externamente disuelto en agua. Investigaciones recientes han descubierto que la cerveza contiene niveles altos de melatonina. Puesto que la cerveza también contiene cebada y lúpulo, esta bebida consumida con moderación tiene beneficios hormonales generales. El lúpulo, por ejemplo, contiene dos potentes antioxidantes, 8-prenilnaringenina e isoxanthohumol. El 8-prenilnaringenina (8-PN) posee una potente acción estrogénica y el isoxanthohumol se transforma rápidamente en 8-PN, por lo que los efectos estrogénicos del lúpulo y de la cerveza son bastante pronunciados.

Los estrógenos naturales en las plantas y aceites biológicos no aumentan el riesgo de cáncer

Algunos de los estrógenos naturales, como los que se encuentran en el Panax ginseng, ashwagandha, CoQ10, vitamina E y granada, tienen una importante acción estrogénica que proporciona volumen y firmeza a los senos, grosor al cabello, rejuvenece la piel y nos ayuda a tener una silueta juvenil, sin aumentar el riesgo de cáncer.

El estrógeno tiene mala reputación debido a los efectos secundarios ocasionados por los estrógenos *sintéticos*. No es nuevo que los suplementos beneficiosos se lleven la mala fama, ha sucedido con la vitamina E, con la fobia innecesaria al sol que ha contribuido a la deficiencia de vitamina D en todo el mundo occidental en los últimos años, y ahora estamos saliendo de varias décadas de vetar todo tipo de aceites y grasas, hasta de los que son esenciales para nuestra salud. En estos casos, nuestros miedos han sido totalmente infundados, debidos a reacciones instintivas concomitantes a nuestra falta de conocimiento. Esta es también la situación del estrógeno.

Sí, el estrógeno es el responsable del crecimiento de los pechos y de la proliferación celular. ¡Pero me imagino que tampoco te gustaría que no fuera así! Sin estrógeno, las mujeres no tendríamos pechos, nuestros órganos reproductivos no se desarrollarían correctamente y serían estériles. El estrógeno es el responsable de que tengamos una piel joven y suave, el pelo largo y brillante y de nuestro atractivo sexual. El estrógeno natural es positivo.

La proliferación celular es una parte esencial de la salud. Sin ella, un corte no se curaría y millones de procesos vitales esenciales que tienen lugar en cada instante de nuestra vida se detendrían. No sobreviviríamos mucho tiempo sin una proliferación celular saludable. Pero el cáncer no es simplemente proliferación celular. El cáncer es una proliferación celular *descontrolada*. Eso es totalmente distinto. Nuestro cuerpo está creando células nuevas cada segundo de nuestra vida. Respirar, hacer ejercicio y la propia vida crean radicales libres. Te sorprendería saber que todos los días tu cuerpo crea grandes cantidades de células cancerosas. Un cuerpo sano, al que se le alimenta con generosas dosis de antioxidantes, puede hacer frente a eso fácilmente.

La diferencia entre este estado normal y saludable y el cáncer es el control. Un cuerpo que no está sano se ve fácilmente superado por la vida cotidiana. La contaminación, el estrés, el ejercicio, la respiración: todos producen radicales libres, pero un cuerpo que no está sano pierde la capacidad para neutralizar y controlar sus efectos. El cáncer se produce cuando las defensas de nuestro cuerpo son insuficientes, concretamente contra los radicales libres. Esto conduce a un crecimiento celular descontrolado. Cuando el cuerpo está sano puede controlar la proliferación celular o división celular, manteniéndola dentro de unos límites seguros. La muerte celular o apoptosis es una etapa vital en el ciclo de vida de una célula sana, porque permite que las células viejas desaparezcan para ser sustituidas por otras nuevas. Cuando falla este mecanismo celular, las células siguen dividiéndose y posiblemente acaben formando un tumor. La prevención y el tratamiento para el cáncer atraviesan su mejor etapa cuando se restablece la muerte celular natural y mueren las células que han de morir, en lugar de formar un cáncer. Nuestros sistemas corporales, incluido el sistema inmunitario y una dieta integral rica en antioxidantes, mantienen el crecimiento celular dentro de límites saludables.

La relación entre estrógeno y cáncer sensible a las hormonas es tan directa como parece a simple vista. Las adolescentes tienen niveles muy altos de estrógeno cuando les están creciendo los pechos y su sistema reproductivo se desarrolla muy deprisa, pero el cáncer de mama es relativamente extraño en este grupo de edad. Si los niveles elevados de estrógeno y la subsiguiente estimulación del crecimiento celular de los senos fueran los factores causantes del cáncer de mama, las adolescentes serían las que tendrían el índice más alto de cáncer. Sin embargo, también es cierto que los índices de cáncer, incluidos los sensibles a las hormonas como el cáncer de mama, se han disparado de manera alarmante en los últimos veinte años y que las mujeres jóvenes están sucumbiendo a estas enfermedades. Pero llegar a la conclusión de que el estrógeno natural es el responsable de este aumento es un error. Los estrógenos sintéticos, sin embargo, ya sea de los plásticos, de los factores ambientales o de preparados hormonales sintéticos sí se han visto implicados. Lo cierto es que el estrógeno natural, tanto el creado por tu cuerpo como el ingerido en forma de planta dentro de una dieta rica en todo tipo de factores vegetales, tiene impresionantes propiedades antiaging. Cuando nos planteamos el cáncer como una disfunción celular, no da tanto miedo, porque las sustancias naturales restauran eficazmente la función celular correcta.

Todos los tipos de cáncer se deben a la falta de protección antioxidante adecuada. Si los niveles de antioxidantes de tu cuerpo son demasiado bajos para mantener la función celular con un rendimiento óptimo, tus células serán extraordinariamente vulnerables al deterioro. Restaurar esa imprescindible protección antioxidante y, por consiguiente, restaurar la función celular saludable, previene la formación de células cancerosas.

Veamos ahora algunos de los descubrimientos más apasionantes contra el cáncer que demuestran los beneficios de la protección anticancerígena que aportan las sustancias estrogénicas naturales. Esto confirma su uso como una alternativa real y muy segura a las terapias de sustitución hormonal y sustitución de estrógeno.

✳ Estrella del estrógeno seguro: Panax ginseng

El ginseng es una de las sustancias naturales más poderosas del mundo. Los emperadores chinos monopolizaron el derecho a recolectar esta planta e incluso lucharon contra los tártaros por el territorio del ginseng. Había recolectores especializados en ginseng que se jugaban la vida si no entregaban sus cosechas al emperador. Estos recolectores muchas veces eran atacados por bandidos porque el ginseng era muy valioso. Los almacenes estaban custodiados por guardias armados. En 2012, la onza más cara de esta raíz se vendió por ¡1,57 millones de dólares americanos! Era silvestre y, por consiguiente, muy rara y potente. Su forma se distingue de la variedad más común que se cultiva para comercializar: la raíz silvestre es pequeña y redonda, a diferencia de la especie grande que es la más comercializada. Es evidente que el ginseng es una planta especial muy respetada por quienes la conocen.

Por lo que respecta a sus propiedades antiaging y anticancerígenas, sigue sorprendiéndome a mí y a mis clientes. Por ejemplo, el ginseng americano, un pariente cercano del Panax ginseng, ayuda a inhibir el crecimiento de las células del cáncer de mama en los humanos. El propio Panax ginseng posee impresionantes propiedades anticancerígenas. Hace más de tres décadas, una de mis clientas hacía muchos años que había pasado la menopausia, hasta que tomó extracto de Panax ginseng de alta calidad durante dos semanas y ¡se quedó atónita cuando volvió a tener la menstruación!

En la medicina china, el Panax ginseng o ren-shen está clasificado entre las plantas medicinales reales. Es una categoría de planta muy valorada sin acciones específicas y limitadas, pero prolonga la vida y el equilibrio en nuestro cuerpo para que funcione mejor que antes. Las plantas reales rejuvenecen el cuerpo humano de formas visibles y significativas. Para empezar, mejoran la función celular. Entre sus múltiples dones está que es un poderoso activador de la SIRT1. El ginseng mejora la función hormonal en mujeres y hombres.

Como demostró mi clienta, el ginseng restaura la actividad hormonal, que es la mejor noticia para cualquier mujer. Aunque no te guste la idea de volver a tener la regla y no desees concebir un hijo, la reactivación de la función ovárica después de la menopausia es el santo grial del antiaging, porque cuando se logra esto, tus niveles de estrógeno vuelven a ser como los de una mujer joven.

No obstante, aunque tus ovarios no vuelvan a su funcionalidad total, el Panax ginseng produce efectos estrogénicos muy favorables para los ovarios, el tejido vaginal y el útero. En un estudio se observó que el ginseng activaba los receptores de estrógeno en ratas hembra a las que se les habían extirpado los ovarios. Una ovariectomía es la extirpación quirúrgica de los ovarios de los animales de laboratorio, a fin de imitar la menopausia humana. Una sustancia que produce efectos estrogénicos en un animal ovariectomizado tendrá los mismos efectos en una mujer menopáusica. En un estudio en tubos de ensayo, los investigadores utilizaron una variedad de Panax ginseng, conocida también como ginseng rojo coreano, y observaron efectos estrogénicos en los receptores de estrógeno ováricos. Asimismo, en Londres una mujer de sesenta y dos años que no había tomado nunca estrógenos, notó unos potentes efectos estrogénicos después de haber tomado ginseng, que se manifestaron en que su vagina adquirió más firmeza y en la lubricación de sus paredes vaginales. La menopausia produce una marcada atrofia vaginal, que se manifiesta como una pronunciada pérdida de grosor de las paredes vaginales y la ausencia de secreciones vaginales. En este estudio de caso, el ginseng previno que se produjeran estos cambios.

Los efectos positivos del estrógeno en el tejido vaginal son impresionantes y radicales, puedes hacer la prueba tú misma. Transcurridos unos días, tras haber iniciado el tratamiento de ginseng que describo al final de este capítulo, prueba la salud de tus tejidos vaginales insertando un dedo en tu vagina y palpando tus paredes vaginales para ver si están más esponjosas, gruesas, blandas y húmedas. Este es el efecto estrogénico del ginseng en acción.

El estrógeno disminuye en la menopausia y produce un acortamiento del canal vaginal. El ginseng puede volver a alargarlo elevando el cuello del útero hasta su posición de la juventud. Esto indica que has regresado a una edad biológica más joven de todo tu sistema reproductivo. A medida que se alarga la vagina, los músculos que sujetan el útero se vuelven más firmes y pueden desaparecer los síntomas de prolapso. Todo esto se debe a la poderosa estimulación estrogénica antiaging del ginseng sobre estos tejidos sensibles a las hormonas.

El Panax ginseng puede protegernos contra todo tipo de cánceres, incluido el de mama, un excelente ejemplo de que la actividad estrogénica no produce cánceres sensibles a las hormonas, si también existe una gran actividad antioxidante. Si te preocupa la endometriosis o el síndrome de ovarios poliquísticos (SOPQ), el ginseng también está aconsejado para estos casos. El Panax ginseng no sólo estimula el crecimiento celular que se había frenado debido a la falta de estrógeno en la menopausia, sino que regula la sobreestimulación ovárica que vemos en la endometriosis y en el SOPQ, y manifiesta su propiedad de equilibrar; esto es lo que la convierte en una planta tan apreciada y respetada.

El SOPQ es uno de los trastornos hormonales más comunes que sufrimos las mujeres. Se caracteriza por el desequilibrio de las hormonas sexuales que ocasiona menstruaciones irregulares y dolorosas, aumento del vello facial, pérdida del cabello y pérdida alarmante de la fertilidad. Puesto que el ginseng tiene acción estrogénica, una duda razonable sería pensar que podría empeorar el SOPQ, puesto que esta patología parece estar relacionada, al menos en parte, y, en algunos casos, con el aumento de la sensibilidad al estrógeno, con la subsiguiente sobreestimulación de los ovarios. Por el contrario, el ginseng ha demostrado ser muy útil para este estado, corrige el trastorno, devuelve la salud a los ovarios y restaura la fertilidad.

El Panax ginseng podría ayudar a revitalizar los ovarios, restaurar la fertilidad, mejorar la estructura de los órganos reproductivos y protegernos contra el cáncer. Si quieres reforzar los cambios vaginales que proporciona el ginseng, que obra su magia de dentro hacia afuera, puedes usar aceite de vitamina E pura o lanolina directamente en tu vagina. Manchan un poco, pero puedes ponerte una compresa fina para proteger tu ropa interior y verás que los resultados bien merecen la molestia. En cuestión de días deberías notar una gran mejoría. Los trastornos urinarios, como la incontinencia por hacer ejercicio o por estrés (pérdida involuntaria de orina al reír o saltar), la falta de fuerza del chorro urinario e incluso las infecciones del tracto urinario, que empeoran con la menopausia, también mejorarán.

✴ Estrella del estrógeno seguro: ashwagandha

El nombre sánscrito de la planta medicinal ashwagandha se traduce como «el aroma del semental». Puede que no estés de acuerdo, pero esta planta tiene un aroma único. El nombre latino de esta planta es *Withania somnifera*. Antiguamente, lo normal era que la tomaran los hombres, porque se había observado que los que tomaban esta

hierba eran más activos sexualmente. Desde entonces, los investigadores han descubierto que aunque el ashwagandha sube la testosterona en los hombres, también produce aumento de estrógeno en las
mujeres. Curiosamente, esos aumentos en los niveles de testosterona y de estrógeno parece ser que se producen gracias a un mecanismo indirecto, puesto que aparentemente esta planta no tiene acción
hormonal directa. Se ha demostrado que favorece la fertilidad femenina, que es una señal segura de que tiene grandes efectos estrogénicos. (Sin embargo, ¡también aumenta la fertilidad masculina!)
Esta sorprendente hierba refuerza la energía, restaura la pigmentación del cabello y mejora significativamente la función cerebral, todos ellos efectos magníficos, estés menopáusica o no. El ashwagandha también mejora la calidad del sueño y nos protege del cáncer de
ovarios. De hecho, un compuesto aislado del ashwagandha bloquea
la vimentina, que es una proteína prometástasis, por lo que se en-
tiende que esta planta puede prevenir las mutaciones más peligrosas
del cáncer, es decir, las metástasis.

Además, el ashwagandha estimula las gonadotrofinas, las hormonas que segrega la glándula pituitaria, que luego estimulan las
glándulas sexuales. Esto puede explicar los destacados efectos de
las hormonas sexuales y explicar por qué este efecto no es directamente estrogénico o testosterogénico. La glándula pituitaria está
controlada por el hipotálamo y supone el segundo paso en la se-
cuencia que empieza en este último y que conduce a la liberación
de hormonas sexuales en el cuerpo humano. El primer paso es la
activación del hipotálamo por el bajo nivel de una hormona circulante, por ejemplo, en el caso de las mujeres, de estradiol, y de
testosterona en el de los hombres. Luego, el hipotálamo actúa sobre la glándula pituitaria, y esta a su vez, estimula los ovarios o los
testículos para liberar estradiol o testosterona. La pituitaria cumple su tarea a través de las gonadotrofinas, que son hormonas que
actúan en ambos sexos para aumentar el nivel apropiado de hormonas sexuales. Ahora comprenderás por qué esta planta beneficia tanto a hombres como a mujeres.

El ashwagandha, en realidad, esquiva al hipotálamo y estimula directamente la glándula pituitaria. De esta manera ayuda a aumentar el peso de los ovarios y el número de folículos maduros, que para tus fines de rejuvenecimiento biológico, equivale a decir antiaging. Los folículos son células muy apiñadas que envuelven al óvulo inmaduro u ovocito. Los folículos que están madurando conducen a la ovulación y están preparados para la fertilización del óvulo. En la menopausia no hay folículos maduros, por tanto, no hay ovulación, ni posibilidad de embarazo. Al aumentar el número de folículos en maduración en el ovario, el ashwagandha puede ayudar a corregir la infertilidad y la menopausia. Esto implica un estado muy positivo para cualquier mujer que desee dar marcha atrás al reloj biológico sin correr riesgos y ¡contar con el beneficio añadido de la protección contra el cáncer!

✳ Estrella del estrógeno seguro: CoQ10

El CoQ10 puede aumentar el número de óvulos en los ovarios, invertir el proceso de envejecimiento de los mismos, potenciar la actividad ovular y multiplicar de manera significativa el número de folículos, que a su vez estimularán extraordinariamente tus ovarios y les devolverán la juventud.

En una mujer mayor, la interrupción de la menstruación por más de un año se considera un indicativo de menopausia. Aunque no nos hayamos realizado ningún análisis hormonal, todas las mujeres sabemos lo que significa no tener el período durante tanto tiempo. Aunque no soportáramos tener que preocuparnos por evitar el embarazo, aguantar los dolores y las molestias del ciclo menstrual, pocas son las mujeres que están deseosas de que se produzca este cambio, especialmente si esta ausencia va acompañada de un deterioro súbito de su aspecto.

Durante décadas hemos creído que los ovarios de las mujeres dejaban de funcionar durante la menopausia. Que iban dejando

de funcionar gradualmente hasta dejar de hacerlo de forma definitiva, y que con la menopausia concluía el proceso. Los ovarios
dejaban de fabricar óvulos y nunca más volverían a hacerlo. Esta
había sido la explicación científica de la menopausia, al menos
hasta que los investigadores vieron los efectos del CoQ10. Esta
sustancia natural implicada en la producción de energía de casi
todas nuestras células, es un ejemplo extraordinario de la interacción entre la función celular y hormonal. Al reanimar las mitocondrias, las pequeñas fábricas de energía intracelular, el CoQ10
rejuvenece todas y cada una de nuestras células. Los ovocitos de
los ovarios contienen la concentración más alta de mitocondrias
que ninguna otra célula del cuerpo, de modo que cuando restau-
ramos la función mitocondrial producen más ovocitos y esos óvulos inmaduros madurarán en óvulos que producirán estradiol.
Subirán tus niveles de estradiol y dejarás de estar menopáusica.
Todo tu cuerpo volverá a un estado de juventud radiante.

✳ Estrella del estrógeno seguro: granada

La granada es una deliciosa dinamo que posee estradiol, a la vez
que te protege de todos los tipos de cáncer, incluidos los sensibles
a las hormonas. El zumo de granada se ha estudiado exhaustivamente y se considera que puede ayudar a prevenir las enferme-
des cardíacas, aclarar la placa de las arterias y disolver los coágulos
de sangre. Todos estos trastornos son, por cierto, complicaciones
típicas del uso de hormonas sintéticas.

El zumo de granada contiene un compuesto con la misma forma que el estradiol humano y que produce toda la gama de efectos
rejuvenecedores que tiene esta hormona. Se ha demostrado que el
zumo de granada elimina la depresión y refuerza los músculos. La
mayoría de las personas padecen el aumento de peso cuando lle-
gan a la mediana edad, cuando las hormonas empiezan a decaer,
pero el zumo de granada frena el aumento de peso desde su raíz

porque restaura la función hormonal. Esto es especialmente interesante para la grasa abdominal imposible de eliminar y que es un indicativo de desarrollo de patologías graves como enfermedades cardíacas y diabetes. El zumo de granada también nos protege contra el cáncer de mama y previene la metástasis.

La granada tiene efectos notablemente beneficiosos sobre el sistema reproductor femenino. El extracto y el aceite de granada corrigen la atrofia vaginal y si los aplicas directamente sobre los tejidos vaginales todavía notarás más su efecto. ¡También puede levantar y reafirmar tus senos! Igual que las hormonas los mantienen altos y firmes cuando tienes treinta años, estos deberían volver a ese estado cuando reviertas tu proceso de envejecimiento hormonal con las plantas y nutrientes adecuados. No necesitabas hacer ejercicios especiales cuando tenías treinta años, ni tampoco lo necesitas ahora, cuando reviertas tu edad hormonal. No obstante, los ejercicios pueden acelerar el proceso y aumentar los beneficios de las sustancias naturales que utilices, por eso te recomiendo que los hagas. Hacer ejercicio tiene muchos beneficios, puesto que mejora la respiración y la función celular, entre otras cosas.

✳ Estrella del estrógeno seguro: vitamina E

En 1948, se demostró que la vitamina E revertía la menopausia. Rita S. Finkler fue una de las primeras investigadoras que estudió la relación de la vitamina E con la menopausia. Ella, junto con sus colaboradores, investigaron el efecto de la vitamina E sobre el útero de las ratas y descubrieron que, mientras el envejecimiento cronológico normal producía una atrofia y un oscurecimiento del útero, la administración de vitamina E corregía dicha atrofia y le devolvía su color rosado de la juventud. ¡Estas ratas desenvejecidas pudieron incluso concebir! Esta fascinante investigación fue prácticamente olvidada y arrinconada hasta hace muy poco, cuando grupos de investigadores de todo el planeta iniciaron nuevos estudios para examinar los efectos de las sustancias naturales como las plantas medicinales y las vitaminas con mujeres menopáusicas. Y las investigaciones más recientes confirman los hallazgos iniciales de la doctora Finkler. La vitamina E tiene fantásticas propiedades estrogénicas, restaura el buen funcionamiento del útero y aumenta su peso, corrigiendo de ese modo la atrofia uterina. En un estudio, gracias a la vitamina E, el útero aumentó su peso 9,6 veces; esto es fundamental porque semejante atrofia es un indicativo seguro de menopausia, así que en este caso estamos viendo una auténtica inversión de la misma. De nuevo, la ovariectomía o extirpación de los ovarios se practica en animales para que nos sirvan de modelo de la menopausia humana. Puesto que los científicos no pueden calcular el peso del útero cuando una mujer todavía está viva, a veces se usan animales para este fin.

Algunos estudios han creado confusión y despertado temores infundados en el público respecto al uso de antioxidantes como la vitamina E. Pero esos temores proceden realmente del desconocimiento de la química orgánica básica y del hecho de que la vitamina E puede adoptar distintas formas. La capacidad que tiene una molécula de adoptar distintas formas se conoce en química como estereoisometría y cada una de las distintas formas son estereoisómeros. También existen los isómeros especiales conocidos como enantiómeros. En los enantiómeros, uno es imagen especular del otro. Las dificultades que genera el uso del enantiómero incorrecto se pueden entender imaginando un guante de la mano derecha y su imagen refleja, el guante de la mano izquierda. En este caso, el guante de la mano derecha es la vitamina E y la imagen refleja sería la vitamina E sintética. La vitamina E actúa sobre los receptores celulares. Imagina que estos receptores son manos derecha, diseñadas para trabajar cuando les encaja el guante derecho. Es evidente que el guante de la mano izquierda no encajará en la mano derecha, el receptor. La vitamina E sintética (el guante de la mano izquierda) nunca funcionará, esto nos vuelve a demostrar que las soluciones naturales siempre son las mejores.

La facultad de existir en diferentes formas que tiene un compuesto se llama quiralidad. Hay muchas sustancias naturales que son muy quirales y la vitamina E es una de ellas. Las vitaminas y los aminoácidos sintéticos, y otros tipos de sintéticos, parten de una mezcla de posibles formas, y esta es la razón por la que suelen provocar efectos negativos. La cuestión es que este no es un problema exclusivo del campo de las vitaminas y otros suplementos. Es de vital importancia para el diseño de fármacos y puede tener graves consecuencias.

Todo esto es para decirte que para obtener resultados saludables y seguros siempre debes usar vitamina E *natural*. La reconocerás cuando leas *d*-alfa tocoferol. No utilices vitamina E sintética o artificial, que puedes reconocer cuando leas *dl*-tocoferol, acetato *dl*-tocoferil o *all-rac* acetato tocoferil. *All-rac* significa que la vitamina E contiene mezcla racémica de compuestos de vitamina E. *Racémico* significa que se incluyen todas las formas posibles de vitamina E. Imagina una mezcla de guantes de la mano izquierda, mano derecha y de todo tipo entre medio, algunos, pero no todos, con los dedos en el sitio correcto.

Este es un ejemplo fantástico sobre cómo la vitamina E puede aportar beneficios antiaging a pesar de tener pocas probabilidades. En un estudio los investigadores examinaron los efectos de la vitamina E en una atrofia ovárica debida al plomo. Sabemos que el plomo es un potente alterador del eje hipotálamo-pituitaria que puede provocar la reducción drástica de gonadotropina. Esto causa tremendos trastornos a los órganos reproductores: el peso de los ovarios, las trompas de Falopio y del útero experimentan una considerable reducción de su peso, lo cual indica una importante atrofia. Esta atrofia se observa también en la gran reducción del número de folículos y de su tamaño. En la práctica, esto se traduce en la reducción de la fertilidad femenina y el mayor riesgo de aborto. Sin embargo, cuando se suministró vitamina E con acetato de plomo en un modelo animal para este caso, ¡esta pudo prevenir todos estos terribles efectos! Sí, lo has leído bien, toda la función del sistema reproductor, que habría sido seriamente dañada por el plomo, fue protegida por la vitamina E en su versión natural.

Tal como he dicho, la vitamina E también puede corregir la atrofia vaginal, que es un trastorno asociado a la menopausia y a las secuelas del tratamiento contra el cáncer de mama, porque ambos reducen los niveles de estrógeno. Sin embargo, la vitamina E, que puede ser ingerida o aplicada de forma directa sobre la zona afectada, ha demostrado que puede restaurar el tejido vaginal a su estado de la juventud, y generar el grosor y la esponjosidad que caracteriza la vagina de las mujeres biológicamente jóvenes. Curiosamente, los investigadores han descubierto que las mujeres con atrofia vaginal también tienen carencia de vitamina D, debido a su estrecha interacción hormonal.

Hay otros compuestos, los tocotrienoles, que actúan de forma similar a la vitamina E, un tocoferol. Los tocotrienoles calman los sofocos, por ejemplo. En muchos aspectos, los tocotrienoles parecen ser mucho más potentes que los tocoferoles en lo que a propiedades antiaging respecta. Los tocotrienoles limpian las arterias y estimulan los fibroblastos para producir colágeno. Las mejores fuentes de tocotrienoles son el aceite de salvado de arroz y el de palma roja. El aceite de salvado de arroz contiene gamma orizanol, que tiene acción estrogénica y es un gran protector solar. El aceite de palma roja, como adivinarás por su llamativo color, es rico en carotenoides y también protege tu piel contra los rayos solares. El aceite de palma roja tiene la extraordinaria propiedad de proteger los telómeros y, por eso, cuenta con toda una gama de efectos antiaging.

En cuanto al cáncer, la vitamina E natural protege activamente contra todo tipo de cáncer, incluidos los sensibles a las hormonas. De hecho, las mujeres que hacen dietas con una alta concentración de tocoferoles y tocotrienoles, están muy protegidas contra el cáncer de mama.

✳ Estrella del estrógeno seguro: jalea real

Las abejas obreras viven seis semanas. Las reinas, cinco años ¡La diferencia está en la jalea real! La reina empieza su existencia como una abeja normal de vida corta. Pero con una gran diferencia que le cambiará la vida: una vez ha sido seleccionada para ser la reina, sólo será alimentada con jalea real. Sufre una transformación total. Se convierte en la única abeja del panal con ovarios desarrollados y pone hasta dos mil huevos al día. Es normal que este extraordinario efecto haya inspirado a muchos hombres y mujeres a incluir este sorprendente alimento en su programa antiaging.

¿Y a ti te puede funcionar? Por supuesto. La jalea real estimula la función hormonal en la mujer y le da buen aspecto y el dinamismo de una mujer bastante más joven. Y como en el caso de la abeja reina, la jalea real aumenta el ritmo y el número de óvulos maduros en los ovarios y hace que sean más viables, es decir, más jóvenes. Las investigaciones realizadas en Japón han demostrado que la jalea real tiene grandes propiedades estrogénicas favorables para el cuerpo humano y que es capaz de engrosar las paredes del útero. Unas paredes uterinas finas son otra de las consecuencias de la falta de estrógeno que se produce en la menopausia. Un útero grueso y sano es esencial para la fertilidad, la salud reproductora y la juventud.

¿A qué estás esperando? ¡Conviértete en abeja reina, retrasa décadas el reloj!

TRATAMIENTOS ANTIAGING BIOLÓGICO

Te recomiendo que elijas los tratamientos basándote en la disponibilidad del producto, su coste y tus preferencias personales. Con uno basta para tratar el mecanismo antienvejecimiento, pero dos o más pueden acelerar la mejoría general o mejorar algún problema específico que puedas haber descuidado. Cada uno utiliza un ingrediente de los que hemos hablado en este capítulo. ¡Disfrútalos!

Panax ginseng, conocido también como ginseng rojo coreano: no lo sustituyas por ginseng siberiano, americano o de cualquier otro tipo. Esta raíz actúa, sea cual sea su presentación; tómala en cápsulas, en polvo, en extracto líquido o tintura (extracto alcohólico). Si tomas cápsulas, toma de diez a veinte al día. Si lo tomas en polvo, toma tres cucharaditas, tres veces al día. Si tomas tintura líquida, seis cucharaditas tres veces al día.

CoQ10: toma cápsulas de 250 miligramos tres veces al día con algún tipo de grasa o aceite porque es liposoluble. La mayoría de las cápsulas ya contienen algún tipo de aceite, pero si compras CoQ10 en polvo, mezcla media cucharadita en aceite de oliva una vez al día.

Ácido fólico: toma cuatro tabletas de ácido fólico de 400µg (microgramos), tres veces al día.

Ashwagandha: diez cápsulas de ashwagandha dos veces al día. En tintura, dos cucharaditas dos veces al día.

Jalea real: compra jalea real fresca o cápsulas que contengan el preparado fresco. Toma seis cápsulas al día. La jalea real congelada también tiene muchos beneficios, pero puede que no dé tan buenos resultados como la fresca; en este caso, toma diez al día. Si eres alérgica a los productos de las abejas, no tomes jalea real.

Aceite de vitamina E o lanolina (uso externo): si quieres restaurar tus tejidos vaginales engrosándolos y haciendo que se vuelvan esponjosos y lubricados, aplica media cucharadita o menos de estos dos productos, una o dos veces al día, directamente en tu vagina. El aceite de vitamina E y la lanolina mezclados en una proporción de 1:1 es un preparado excelente. Al principio, te costará mezclarlos, pero sigue removiendo hasta que consigas una consistencia cremosa que se pueda aplicar fácilmente. No es necesario que los calientes.

Vitamina E (uso interno): toma 800 UI de vitamina E natural al día. También puedes comprar aceite de germen de trigo, puesto que es apto para uso interno y tomar de dos a seis cucharaditas al día. Puedes dividir esta dosis y tomar una cucharadita de postre llena tres veces al día, en lugar de tomártelo todo de golpe. Los aceites de salvado de arroz o de palma roja están indicados por sus tocotrienoles y la dosis es de cuatro cucharaditas al día.

Granada: compra granada en polvo, 500 gramos o 1 kilo y toma diez cucharaditas al día. Compra zumo de granada sin edulcorar y sin sabores artificiales y toma 100 mililitros al día. El aceite de semilla de granada también es una buena opción, pero cara, así que te recomiendo el polvo o el zumo.

Melatonina: sube tus niveles de melatonina con uno de estos alimentos, dos veces al día: 200 mililitros de zumo de piña, 200 mililitros de zumo de naranja, un puñado de nueces, tres plátanos, ocho cucharaditas de tomate concentrado, 100 mililitros de zumo de cereza ácida, 15 gramos de avena o 150 mililitros de cerveza. Añade 30 gotas de aceite esencial de cedro del Atlas a 100 mililitros de aceite base de coco y aplícatelo en las muñecas antes de acostarte.

Almidón kuzu: pon cuatro cucharaditas de almidón en una taza, añádele zumo de piña, remuévelo bien y bébetelo cuanto antes, puesto que el kuzu puede espesar el zumo.

11

Despierta tu sex appeal

MECANISMO ANTIAGING: estimular los efectos de la ovulación.

FINALIDAD: realzar tu atractivo sexual.

ESTRELLAS: aceite de onagra, hinojo, fenogreco, mantequilla de mango, aceite esencial de sándalo.

Voy a darte grandes esperanzas respecto a tu libido y tu atractivo sexual. Ya eres una persona fascinante, deliciosa y hermosa en todos los aspectos, pero en este capítulo te daré algunos detalles para tu programa antiaging que acabarán de realzar tu verdadero encanto. ¡Considéralo la capa de chocolate de un empalagoso, pegajoso y delicioso *cupcake*! Sí, necesitas tener cubiertos todos tus flancos. Tienes que estimular los fibroblastos, activar la SIRT1, estimular las células madre, alargar los telómeros y revertir los cambios de la menopausia. Pero con unas cuantas plantas especiales más, aceites, suplementos, nutracéuticos y biocéuticos, llegarás a la cima de tu encanto. Serás una verdadera *sex-symbol*.

Consigue el encanto de la ovulación, aunque no estés ovulando

Cuando las mujeres ovulamos, emanamos un magnetismo irresistible para los hombres. Que son muy sensibles a esto. Captan los detalles más insignificantes y casi invisibles que les dicen todo lo que necesitan saber de una mujer, cosas que ella misma puede que ni siquiera sepa. Por supuesto, ellas no *saben* lo que saben. Pero ellos sí. Yo lo llamo el Factor de la Bailarina de Lap Dance (Baile de regazo), porque el estudio sobre este tema que acaparó la atención del público, fue realizado con bailarinas de lap dance. Los investigadores descubrieron que las bailarinas recibían más propinas cuando estaban ovulando. ¿Te lo puedes imaginar?

La ovulación nos hace sumamente fascinantes porque somos fértiles, fogosas y posiblemente actuamos de una forma seductora que envía a los hombres esta señal. También nos hace muy productivas en todos los niveles: intelectual, físico y emocional. Pero quiero dejar bien clara una cosa: *no es necesario que estés ovulando realmente para experimentar este brote de belleza y energía.* En este capítulo introduciré algunas plantas y aceites muy especiales que pueden crear una «situación similar» en tu cuerpo, que te proporcionará el magnetismo de una mujer joven, fértil y que ovula, cuando está en su mejor momento del mes, de una manera segura.

Tanto los hombres como las mujeres responden a la ovulación, los hombres se sienten muy atraídos hacia las mujeres jóvenes y fértiles, mientras que las mujeres que ovulan se sienten más atractivas, sexuales o encendidas que en ningún otro momento del mes. En esa fase, los dos géneros están en perfecta armonía. Pero es una lástima que este maravilloso escenario se produzca sólo una vez al mes. Con el uso de plantas y aceites seguros, podrás conseguir el tipo de libido que te da la ovulación, todos los días del mes, durante el resto de tu vida.

Podemos conseguirlo dirigiendo nuestros esfuerzos a un hecho esencial. Cuando ovulamos es el momento en que nuestros niveles de progesterona están más bajos de todo el ciclo menstrual. Pero, ¿y los de estrógeno? ¡Están en la cúspide! Emular esta situación te dará una energía, sexualidad y atracción que los hombres percibirán y que te sentirás impulsada a utilizar. Al subir tu estrógeno a los niveles del Factor de la Bailarina de Lap Dance, este puede estimular la feomelanina en tu piel, que le dará un tono rosado y reanimará tus folículos pilosos, con ello obtendrás resultados estupendos y radiantes. Experimentarás la alegría, la energía, el optimismo y las ganas de flirtear que con tanta facilidad se manifiestan en una mujer fértil.

Si contemplas el papel de la biología en la supervivencia de las especies y el que desempeña el estrógeno, verás que esta hormona es imprescindible. El imperativo biológico para la supervivencia de cualquier especie depende de tener éxito con la reproducción. Una mujer fértil y que ovula está en su etapa de mayor atractivo y encanto porque el estrógeno produce ese efecto. La biología se lo exige y la ayuda en cada paso. Quizá por eso pasan muchas cosas cuando usas sustancias naturales para subir el estrógeno, igual que cuando ovulas. La piel te brilla más y puede adoptar matices rosados en tu tez. Te rellenará los senos. Puede aumentar tu energía hasta su nivel más productivo y creativo. Puede ayudarte a convertirte, de una manera evidente y visible, en la versión más espléndida de ti misma. Puede que resultes más atractiva a los hombres de barbilla marcada, voz grave, hombros anchos y piernas musculosas. Esto es especialmente gracioso si tienes en cuenta un estudio que dice que es más probable que uses ropa que deja al descubierto tus encantos. Puede que cuando ovules incluso tu voz suene más atractiva tanto para hombres como para mujeres, o también que te insinúes, cuando tu estrógeno ha recobrado un nivel comparable al de la juventud. La voz de las mujeres cuando envejecen se puede volver más profunda y ronca. Este cambio relacionado con la edad se puede prevenir o corregir si sigues el programa de este libro e incluyes las sugerencias que hago en este capítulo.

Valora tus prostaglandinas

El término *prostaglandinas* procede de la glándula prostática, porque en un principio estas hormonas fueron aisladas del semen. Pero las prostaglandinas no las produce ninguna glándula. Más bien son sintetizadas in situ, directamente en el tejido donde se necesitan, cuando se necesitan. Las prostaglandinas están implicadas en la contracción y relajación de la musculatura lisa, como el útero. Ciertas prostaglandinas son las responsables de las menstruaciones dolorosas. Y son imprescindibles para que se produzca la ovulación. Estimulan la secreción de estrógeno, que a su vez inicia toda la serie de acontecimientos de la ovulación.

El estrógeno es esencial para la ovulación. Afecta directamente a los ovarios, puesto que los estimula. Las prostaglandinas se encargan de que ocurra esto. Todavía no se ha acabado de descubrir la forma en que facilitan que el estrógeno produzca sus efectos en los tejidos sensibles a las hormonas, pero está claro que las prostaglandinas son imprescindibles para conseguir efectos estrogénicos en los ovarios. Esto tiene implicaciones para la fertilidad, puesto que no se ha tenido demasiado en cuenta el papel de las prostaglandinas en la infertilidad femenina. Es muy probable que las prostaglandinas desempeñen un importante papel de control, manteniendo los efectos estrogénicos dentro de unos límites saludables. Es evidente que esto también tendrá implicaciones para el cáncer de mama y otros cánceres sensibles a las hormonas. Además, la interacción entre las prostaglandinas y el estrógeno explica por qué algunas plantas, aceites y suplementos, aunque no tienen propiedades estrogénicas directas, tienen acción estrogénica, ya que puede que estén ejerciendo su actividad a través de las prostaglandinas.

Las prostaglandinas actúan a través del monofosfato de adenosina cíclico o AMPc. El AMPc permite que las moléculas biológicas, las hormonas o los neurotransmisores produzcan sus efectos. La acción de las prostaglandinas depende del AMPc. Las hormonas sexuales, a su vez, como la testosterona o el estrógeno, a veces dependen de las prostaglandinas para su funcionamiento. La forskolina, un extracto de una planta de la familia de la menta, es un potente inductor de la ovulación y actúa estimulando el AMPc. Sin embargo, también puede subir la testosterona y algunas mujeres sufren los efectos de la masculinización. Eso dependerá de los niveles de testosterona que tenga cada mujer. Una mujer con unos niveles que ya son altos, sufrirá efectos secundarios no deseados, como el vello facial o que su tono de voz se vuelva más grave, mientras que una mujer cuyo nivel de testosterona sea bajo no tendrá esos problemas.

Puesto que la ovulación es un proceso que depende de la prostaglandina, el aceite de onagra estimula sus efectos. Es una buena fuente de ácido gamma-linolénico o GLA, que actúa como precursor de una de las prostaglandinas, pero que va un paso más allá en el campo de la acción que el AMPc y por consiguiente, no produce exceso de vello facial ni cambia el tono de la voz. El aceite de onagra también tiene una buena dosis de acción de prostaglandina E1 (PGE1). Al actuar a través de la PGE1 en lugar de hacerlo directamente sobre las hormonas sexuales, mejora la función sexual y los efectos de las hormonas sexuales en las mujeres.

Los beneficios del aceite de onagra, tanto si se ingiere o se emplea externamente, parecen inagotables. Proporciona una piel más suave, elimina el vello facial, aumenta la mucosa fértil y nos da una buena disposición. Las mujeres que tienen dolor mamario en sus menstruaciones encuentran un gran alivio cuando toman este aceite. Aumenta el tamaño del pecho sin riesgo de cáncer, porque incrementa la grasa y el tejido muscular de esta zona, eleva el pecho y le da flexibilidad. Judy Graham, una de las primeras autoras que atrajo la atención del público sobre el aceite de onagra, describió sus beneficios para la esclerosis múltiple y admitió que uno de los «efectos secundarios» positivos de este aceite era impresionante, el crecimiento rápido de los senos (y es un desarrollo estable que perdura incluso después de haber dejado de tomarlo). Es muy eficaz para los eccemas, suaviza y embellece la piel. Plancha nuestras arrugas y bolsas y devuelve la suavidad y el brillo a la piel. Si nos lo ponemos en el cabello diariamente como suplemento, lo vuelve más brillante, largo y sano. Y estos efectos se deben a que estimula la ovulación y a que ¡actúa creando una «situación similar» en todas las mujeres, de cualquier edad, en cualquier momento del mes! También calma los sofocos de la menopausia con una rapidez impresionante.

Aumenta tu atractivo y reduce tu DHT

Como ya hemos visto en capítulos anteriores, la DHT o dihidrotestosterona es una hormona masculina responsable de muchos de los procesos de envejecimiento en los hombres, incluida la calvicie y los trastornos de próstata, pero las mujeres también se ven afectadas por los efectos de la DHT cuando envejecen. En las mujeres produce clareo del cabello, vello facial no deseado y en otras partes del cuerpo, cara enjuta, venas visibles en los brazos y en el cuello, problemas de ovulación, trastornos urinarios y reducción de los senos. No creo que me equivoque si digo que ninguno de estos síntomas te hará sentirte especialmente segura de ti misma o deseable. Afortunadamente, todo se puede corregir y revertir.

Una de las formas más rápidas de bajar la DHT es incluir aceite de semilla de calabaza en tu dieta. Este delicioso aceite se suele comercializar un poco tostado, se puede usar para aliñar las ensaladas o añadir a los batidos (¡aunque es sabroso, no combina bien con el plátano!) debido a su acción anti-DHT, puede ser muy eficaz para recuperar el cabello del cuero cabelludo, a la vez que eliminará el vello de la cara. Puesto que el DHT interfiere en la ovulación, el aceite de semilla de calabaza puede incrementar tu encanto y darle a tu rostro una adorable redondez.

Para algunas mujeres es muy importante bajar los niveles de esta hormona. No todas las mujeres experimentan sus sorprendentes efectos cuando se hacen mayores, pero lo cierto es que hay muchas que sí, y puede resultarles muy desagradable. Las mujeres se sienten menos femeninas cuando la DHT pone en marcha sus efectos masculinizantes, de modo que es bueno saber que las sustancias naturales son muy útiles inhibiendo los efectos de esta hormona. Afeitarse, depilarse con cera u otros métodos directos de eliminar el vello no deseado pueden funcionar a nivel local, pero el desequilibrio hormonal subyacente seguirá estando presente si no lo corriges. Todos los síntomas relacionados con el DHT que he mencionado antes implican bajones de los niveles de estrógeno. El kuzu, conocido también como kuzdu, es el arruruz japonés, que en latín se denomina *Pueraria montana*. Es una pariente cercana de la *Pueraria mirifica*, que tiene una potente acción estrogénica de Factor de la Bailarina de Lap Dance. El kuzu comparte esta acción, y, como la *Pueraria mirifica*, es muy eficaz bajando el DHT.

La mantequilla de mango también es un maravilloso tratamiento facial y para el cabello si tienes problema de vello en el rostro o tu cabello pierde volumen. ¡También puedes usarla en los senos, con excelentes resultados!

¿Quién necesita perfume?
¡Tú tienes tu propio olor sexi!

Puede que pienses que tu olor no puede influir en nada en tu foto del perfil de Facebook o en la foto de una página de servicios para conocer pareja. Y es cierto que no puedes oler a nadie a través de una foto. Pero sí puedes ver claramente el efecto de las feromonas. Y algunas plantas son tan ricas en ellas que son capaces de convertirte en la mejor versión erótica de ti misma. En gran parte esto se debe al efecto que tienen los aromas de las plantas sobre tus hormonas, en cuanto a su efecto sobre la textura y rejuvenecimiento de tu piel, así como sobre tu sexualidad a través de los receptores que hay en esta.

Las copulinas son feromonas sexuales que se encuentran en las secreciones vaginales. Dicho poéticamente, las copulinas son «el aroma de una mujer» y atraen a los hombres. No te lo creas porque lo diga yo; los científicos lo han comprobado en estudios donde han descubierto que la testosterona de los hombres aumentaba al ser expuesta a las copulinas. El estudio demostró que en los hombres que habían sido expuestos a las copulinas aumentó significativamente su deseo de asumir riesgos y dieron muestras de mayor agresividad y dominancia que los que no fueron expuestos a ellas. La mujer segrega copulinas durante la ovulación, que aumentan el deseo sexual de cualquier hombre que esté a su alrededor. Por lo que verás que una mujer que está ovulando o una que utiliza medios estrogénicos naturales para que su cuerpo recupere un estado similar, emite señales sexuales en todos los niveles. Además de todos los cambios que atraviesa durante esta etapa (desde labios más gruesos hasta la tendencia a llevar ropa más atrevida), ahora también sabes que cambia su olor. ¡Una biología rejuvenecida siempre está de tu parte en lo que respecta a tu *sex appeal*!

Además, en las nuevas investigaciones también se ha descubierto que la nariz no es el único receptor olfativo en tu cuerpo. Los datos más recientes demuestran que la piel tiene receptores olfativos que pueden «oler» un compuesto aislado del aceite de sándalo cuando este se aplica directamente sobre la piel. Por si fuera poco, cuando los receptores olfativos son activados en la piel, estimulan la acción queranocítica que rejuvenece tu piel. Por supuesto, esto se intensifica durante la ovulación. El compuesto utilizado en este estudio fue sólo un compuesto activo aislado del aceite de sándalo y la versión que usaron los investigadores era la sintética, conocida como «Sandalore». Pero puedes mejorarlo y darle a tu piel toda una sinfonía de compuestos de sándalo activos aplicándote este extraordinario aceite, en su forma natural mezclado con un aceite base adecuado, sobre el rostro y el cuerpo, porque el sándalo actúa como afrodisíaco en las mujeres y sube las copulinas.

Si te estás preguntando cómo huelen las verdaderas copulinas, te diré que los dos componentes principales son el ácido acético y el butírico. Eso es como decir «vinagre común destilado y mantequilla un poco rancia»; estas serían las aproximaciones al olor sexi y seductor que vuelve locos a los hombres. Cuesta creerlo, ¿verdad? ¡Yo prefiero el sándalo y supongo que tú también! Por desgracia, el aceite de sándalo es originario de la India y antiguamente procedía de los árboles de sándalo de dicho país, hasta que fueron catalogados como especie en peligro de extinción. Por suerte, todavía es muy abundante en Australia. El aceite de pachuli es una excelente alternativa, porque sus propiedades se parecen a las del sándalo; puedes sustituir fácilmente uno por otro.

Y mientras hablamos de tradiciones orientales que pueden resucitar tu sex appeal, yo te sugiero que incorpores el masaje de senos a tu programa, porque la estimulación directa del tejido de la mama y el aflujo de sangre pueden hacer crecer los pechos. Puede que te interese invertir en bolas chinas o ben wa, como las llaman en China, para reforzar los músculos de tu suelo pélvico. Lee cuidadosamente las instrucciones y consulta antes con tu ginecóloga/o. Hay muchos modelos para elegir, incluidas las pesadas, que suponen un buen ejercicio. Son mucho más divertidas que los ejercicios de Kegel y te ayudarán a prevenir, o incluso corregir, la atrofia vaginal, el prolapso de útero y la incontinencia urinaria.

Ahora me gustaría pasar a las sustancias naturales que pueden mejorar tu atractivo sexual, principalmente el fenogreco y el hinojo, el zumo de piña, el aceite de cártamo, el aceite esencial de ylang-ylang, dang gui y shatavari. Como ya sabes, los tratamientos donde se usan todos estos ingredientes se encuentran al final del capítulo.

✳ Estrellas del atractivo sexual: fenogreco e hinojo

El hinojo tiene importantes propiedades estrogénicas, y con respecto a la ovulación, se ha demostrado que favorece la foliculogénesis y un número mayor de folículos ováricos en desarrollo; se cree que también consigue sus propiedades a través del compuesto diosgenina. La diosgenina se aisló en primer lugar del ñame silvestre o *Dioscorea villosa* en latín, que fue la que le dio el nombre. Hay otras plantas que también contienen diosgenina. La zarzaparrilla es una de ellas, pero ni el ñame silvestre ni la zarzaparrilla producen ni por aproximación el mismo efecto de sensualidad femenina que el hinojo y el fenogreco, posiblemente, porque también contienen otros compuestos que interfieren en este seductor efecto. Mejor aún es el aceite esencial de hinojo, conocido como hinojo dulce, que ensalza el efecto de tomar hinojo en polvo. Puesto que tanto la piel como el cabello poseen receptores de estrógeno, este maravilloso aceite tendrá efectos antiaging en el rostro, los brazos, los pechos y el pelo cuando lo apliques directamente sobre estas zonas. Si mezclas aceite esencial de hinojo con un aceite base, o haces un tratamiento que tenga regaliz, directamente en tu vagina, por decirlo de algún modo, puede que sea tu punto G el que te encuentre a ti. Puede que descubras un tipo de alta sensibilidad que quizá no conocieras antes. El fenogreco también contiene diosgenina y comparte con el hinojo sus maravillosas cualidades. Aunque no son tan eficaces como el aceite de onagra, tanto el fenogreco como el hinojo pueden realzar el volumen y la forma redonda de tus senos. De hecho, las mujeres de los harenes usaban fenogreco justamente con este fin, y no eran precisamente unas novatas en el arte de la seducción.

✳ Estrella del atractivo sexual: aceite esencial de ylang-ylang

Según mi experiencia personal y la de mis clientas, puedo asegurar que la acción de este aceite es similar a la de los aceites de fenogreco e hinojo. El ylang-ylang, como aceite esencial sólo se puede usar externamente. Mézclalo con un aceite base y póntelo en la cara, los senos y el estómago para que realce tu belleza interna y externa. Si te lo aplicas en el cabello, te brillarán los rizos y te pueden salir mechas rubias.

✳ Estrella del atractivo sexual: dang gui

Nunca he conocido una mujer a la que no le encantara esta planta. Tiene un fuerte aroma característico que es bastante atractivo, pero sus efectos son los que hacen que esta planta sea realmente memorable. El nombre en latín de dang gui, que también se conoce como dong quai, es *Angelica sinensis*, que significa «angélica china». Esta planta es de la familia de nuestra angélica que ¡antes nos comíamos caramelizada y que usábamos para decorar pasteles! El dang gui tiene una potente acción estrogénica. Ayuda a aumentar el peso del útero y puede corregir la atrofia vaginal en un modelo animal para la menopausia. Por esta razón, puede que cuando la tomes sientas que vuelves a despertar a la vida y al amor. También puede protegerte del cáncer de mama y cortar los sofocos desde su raíz.

✳ Estrella del atractivo sexual: shatavari

La raíz de esta planta, *Asparagus racemosus* o *Asparagus adscendens*, es de la familia de nuestros espárragos y en la medicina ayurvédica se utiliza como tratamiento especial desde hace más de mil años. Los maestros taoístas usaban shatavari, conocido en la medicina china como tian men dong, como planta medicinal para alargar la longevidad de los reyes y tenía la fama de que las personas que la tomaban estaban más alegres y eran más amables. La raíz se vendía en piezas enteras que se almacenaban y gelatinizaban, y eran una delicia ligeramente dulce y gomosa. Me gusta especialmente la reputación que tiene en la tradición ayurvédica. Su nombre en sánscrito significa «la que posee cien esposos». Si esto no es sex appeal en acción, que alguien me diga qué es.

La shatavari desplaza al estrógeno en los receptores de estrógeno, que significa que tiene una acción estrogénica directa. Aumenta el volumen de los pechos y el peso del útero. Puesto que nuestro cuerpo tiene receptores de estrógeno por todas partes, con la planta shatavari descubrirás, al igual que con todas las otras sustancias naturales recomendadas aquí, que estas plantas y estos aceites especiales tienen una acción multisistémica. Te ayudarán a sentirte alegre, optimista, energética y, por supuesto, con magnetismo sexual.

TRATAMIENTOS ANTIAGING BIOLÓGICO

Te recomiendo que elijas los tratamientos basándote en la disponibilidad del producto, su coste y tus preferencias personales. Con uno basta para tratar el mecanismo antienvejecimiento, pero dos o más pueden acelerar la mejoría general o mejorar algún problema específico que puedas haber descuidado. Cada uno utiliza un ingrediente de los que hemos hablado en este capítulo. ¡Disfrútalos!

Aceite de onagra: compra dos botellas, guarda una en la nevera y toma tres cucharaditas al día divididas en tres dosis. Utiliza la otra botella como aceite base para uso externo.

Aceite esencial de hinojo: añade 30 gotas de aceite esencial a 100 mililitros de aceite de onagra y utiliza este preparado sobre tu rostro, cuerpo, senos y pelo antes de lavarte la cabeza, una o dos veces al día.

Aceite esencial de ylang-ylang: si eliges utilizar el de hinojo y el de ylang-ylang, pon la mitad de la dosis que te he puesto arriba. Echa 15 gotas de aceite esencial de hinojo y 15 gotas de ylang-ylang en 100 mililitros de aceite de onagra. Aplícatelo por todas partes. Úsalo en la cara con más frecuencia, si es posible.

Fenogreco en polvo y semillas de hinojo en polvo: toma seis cucharaditas de cada una al día. Divide la dosis en tres partes. Mezcla bien el polvo en agua. Déjalo reposar unos momentos, si es necesario, y vuelve a removerlo. Si te resulta más fácil tomarlos por separado, hazlo. Seis cucharaditas al día es la dosis que te dará mejores resultados y con mayor rapidez, pero si sólo puedes tomar cuatro, también bastará. ¡Toma la máxima dosis posible de estos componentes!

Shatavari: pon a hervir dos cucharaditas de shatavari en polvo en una taza de leche y bébetela antes de que se enfríe. Endúlzalo con miel si lo prefieres. ¡Está delicioso! Mi distribuidor favorito es Pukka Herbs.

Dang gui: compra tintura de dang gui por Internet y toma cuatro cucharaditas al día.

Aceite de semilla de calabaza: me encanta el sabor de este aceite y me lo bebo directamente de la cucharita, pero te lo puedes poner en las ensaladas si lo prefieres. Toma de cuatro a seis cucharaditas al día.

Kuzu: disuelve cuatro cucharaditas en media taza de agua y bébetela. No lo dejes reposar, porque se espesará mucho. También puedes hervir a fuego lento el kuzu en zumo o en agua, sin dejar de removerlo. Échale miel y ya tienes un postre.

Mantequilla de mango: compra un envase de esta extraordinaria mantequilla en Internet y póntela en la cara como crema hidratante. Puedes ponértela en el cabello antes de lavarte el pelo.

Aceite esencial de sándalo: pruébalo sólo o echa 15 gotas en 100 mililitros de aceite base como aceite de onagra. Puedes mezclarlo con aceite esencial de ylang-ylang e hinojo, pero asegúrate de que en total no echas más de 50 gotas de aceites esenciales en 100 mililitros de aceite base.

Parte III

LOS PROGRAMAS ANTIAGING BIOLÓGICOS

12

El plan antiaging biológico estrella de Roxy y mi plan personal

Hasta ahora te has esforzado por descubrir las posibles soluciones naturales que pueden ayudarte a hacerte biológicamente más joven a nivel celular y hormonal. Tienes suficiente información como para intentar ralentizar e invertir el proceso de envejecimiento, y espero que después de probar algunos de los tratamientos de *Más joven naturalmente*, te des cuenta de que la edad sólo es un número. Muchas investigaciones demuestran que el antiaging es posible, y tú eres la prueba viva de ello. ¿Estás preparada para dar este nuevo paso?

En los cinco capítulos siguientes te presentaré varios planes que puedes seguir para cualquiera que sea tu propósito. Puedes optar por seguir un programa durante el resto de tu vida, cambiar de planes a medida que cambien tus necesidades o mezclar y encajar a tu gusto para solventar tus necesidades en cada paso del proceso de envejecimiento.

A continuación tienes el Plan Antiaging Biológico Estrella, que es el que suelo usar con mis clientas que desean rejuvenecer, y Mi Plan Personal, que es el que uso yo cada día.

El plan antiaging biológico estrella de Roxy

Maca: cuatro cucharaditas para las curvas y fortalecer los huesos.

Hinojo y/o fenogreco en polvo: cuatro cucharaditas.

Ashwagandha y shatavari: cuatro cucharaditas.

Boro: 9 miligramos.

Vitamina E natural: 800 UI al día.

Ácido fólico: 800 microgramos al día.

Aceite de onagra (ingerir): cuatro cucharaditas.

Aceite de aguacate: seis cucharaditas.

Aceites esenciales de hinojo, semillas de eneldo, ylang-ylang y de anís verde para todo el cuerpo: echa de 50-100 gotas de cada uno de estos aceites esenciales en 250 mililitros de aceite de aguacate orgánico, no refinado, a ser posible, grasa de oca, aceite de emú, o manteca de cerdo, y úsalo un par de veces al día por todo el cuerpo. Esto te sirve para rejuvenecer la cara, el cuerpo y el cabello. Póntelo por todas partes, menos en la zona de los ojos; aquí usarás los mismos aceites, pero con una concentración de aceite esencial reducida a 10 gotas de cada por 150 mililitros de aceite de aguacate. Si eres muy sensible, reduce la dosis a 30 gotas de cada.

Aceite de jojoba: aplícate una capa fina cada día para reparar tu cabello, especialmente en la zona del contorno de los ojos; también puedes usarlo para desmaquillarte.

Tratamiento de aceite de coco con amla y gotu kola: aplícate una fina capa todos los días.

Lactato de sodio líquido (al 60%): aplícate una fina capa todos los días.

Aceites esenciales de romero y de eucalipto: échate de 20 a 30 gotas cada día antes de lavarte el pelo. Además, usa un tratamiento antes del lavado de 50 gotas de aceite esencial de hinojo disueltas en 100 gramos de grasa de oca o manteca de cerdo, o en 100 mililitros de aceite de jojoba o de aguacate.

Arándanos o cerezas congeladas: come al menos 250 gramos todos los días.

Mi plan básico personal diario

Jalea real: de seis a diez cápsulas (Regina es una buena marca) en tres dosis. También te lo puedes tomar de una vez si te resulta más conveniente o dos cucharadas grandes de jalea real fresca.

Aceite de salvado de arroz: tres cucharadas (en tres dosis).

Aceite de onagra: dos cucharaditas (o 6-8 cápsulas).

Aceite de granada: dos o tres cucharaditas (o 6-8 cápsulas).

Panax ginseng en polvo: dos cucharadas grandes.

Tratamiento para la piel con resveratrol: yo uso un zumo de fruta rico en resveratrol, tomo zumo de granada puro, sin azúcar, y me lo aplico sobre la cara, el cuello y los brazos al menos un par de veces al día. Me lo dejo puesto el máximo tiempo posible, pero como mínimo cinco minutos, antes de aclararme y aplicarme una crema de amla y gotu kola.

Crema de amla y gotu kola: me la pongo dos veces al día en la cara, cuello y brazos.

Aceite de aguacate con aceites esenciales de hinojo e ylang-ylang: me pongo este tratamiento por todo el cuerpo antes de ducharme o bañarme, y también en el pelo. Me dejo el aceite puesto media hora.

13

Miniprogramas
para resultados rápidos

Este capítulo te ayudará a controlar tu pánico por los acontecimientos especiales y a realzar tu belleza para esas ocasiones. Una primera cita el próximo fin de semana, una escapada romántica con tu pareja, una reunión con antiguas compañeras de colegio, unas vacaciones en el mar o una salida a esquiar, todas estas ocasiones presentan retos especiales y mucho estrés si no te sientes bien o no tienes buen aspecto. Algo importante que debes tener en cuenta es que el principal problema que plantean todas las situaciones de esta sección es la falta de *tiempo*. Creo que no necesito decirte que todos estos planes son extraordinarios para cualquier caso de apuro en el que tengas que estar lo mejor posible. Mis miniprogramas para resultados rápidos son breves, buenos y tratan todos los aspectos, lo antes posible, a la vez que utilizas el mínimo número de productos. Aunque aquí todos los programas pueden usarlos mujeres de cualquier edad, su finalidad no es reparar todo tipo de daños ocasionados por el envejecimiento; no obstante, son muy útiles en casi todos los casos, y no son ni demasiado pesados para pieles jóvenes ni demasiado ligeros para pieles mayores.

Estos programas están diseñados para que los sigas al pie de la letra, pero a medida que te vayas familiarizando con las sustancias naturales y sus revolucionarios efectos antiaging, podrás empezar a mezclar y a añadir más productos de otros capítulos para adaptarlos a tus necesidades.

El miniprograma para una primera cita

Has conocido a alguien especial que hace que se te dispare el corazón cuando lo ves, que te hace sonreír sin razón alguna. O la mejor de las razones: te hace feliz. De modo que no puedes dormir, no tienes hambre y cuentas los segundos que quedan hasta esa primera cita mágica. Pero resulta que a media semana tienes unas tremendas bolsas debajo de los ojos (de tanto pensar en esa primera noche), estás pálida, demacrada (de no comer) y parece que tengas el doble de años (por no haber empezado todavía a usar mi programa) ¡No es precisamente lo ideal! ¡Pero tienes la solución al alcance de tu mano! Sigue los pasos del 1 al 3 que vienen a continuación para estar radiante al instante. ¡En uno o dos días estarás lista para la cita!

Aclara. Cuando sólo tienes uno o dos días para tener un gran aspecto, necesitas una piel clara y fresca lo antes posible, aquí es donde entran en juego los activadores de los proteosomas. La levadura en gránulos es asombrosa. Cómprala en la sección de productos de repostería del supermercado, echa dos cucharaditas de levadura en un recipiente, añade suficiente agua templada como para crear una pasta con cuerpo que se pueda aplicar, espera a que salgan burbujas, luego aplícatela sobre la cara y el cuello. Si quieres extender el tratamiento a los brazos y el escote, puedes hacerlo, pero ¡hazlo en la ducha o en la bañera! Déjate puesta la levadura de cinco a diez minutos para que surta efecto, luego aclárate. Si tienes bastante castigada la piel por los rayos solares, es mejor que uses tomate concentrado. Póntelo en la cara, el cuello, los brazos y los senos, en la ducha o la bañera, para conseguir una piel más clara, fresca y radiante. Déjalo cinco minutos y aclárate. ¡Estos dos tratamientos te ayudarán a que la piel esté suave, radiante, renovada y juvenil!

Rellénate con escualeno. Aplícate una capa fina de este suavizante de la piel, tres veces al día, a fin de realzar tu piel brillante para que el día de la cita ¡estés espléndida!

Trata tu cabello. Dale un buen tratamiento a la cascada de gloria que cuelga de tu cabeza para que esté sedosa al tacto el fin de semana.

Aunque parezca extraño, la manteca de cerdo es uno de los métodos más eficaces para mejorar tu cabello. Fomentará su crecimiento y dejará de romperse, a la vez que realzará su color natural sin interferir con ningún tinte o coloración, y cuando te lo laves, tendrá un brillo que todo el mundo notará. Ponte de una a dos cucharaditas sobre el cabello dependiendo de su largo y grosor. Para realzar sus efectos, añade 30 gotas de aceite esencial de romero y de eucalipto globulus por cada 100 gramos de manteca de cerdo, úsalo como tratamiento prelavado. Como la manteca es sólida, puedes calentarla un poco en una olla, sácala del fuego, y añade los aceites esenciales, déjala enfriar y guárdala. Por cierto, la manteca es muy fácil de eliminar. Puedes enjabonarte dos veces la cabeza, pero no es necesario. Si no tienes manteca a mano, o algo parecido, puedes usar cualquiera de las siguientes opciones, que también se pueden combinar si lo prefieres: una o dos cucharaditas de aceite de oliva, de aceite de aguacate, de palma roja o de coco, dependiendo del grosor y el largo del cabello.

Programa para una escapada romántica

Quieres tener el aspecto más juvenil y encantador posible pero no quieres dedicar un montón de horas a conseguir la mejor versión de ti misma que ¡te robe tiempo para estar con tu amado! El truco está en concentrarte en tu sex appeal. Todo lo que te lleves en esta escapada ha de realzar tu extraordinario encanto. Aquí podemos hacerlo en cuatro pasos. A largo plazo, te recomiendo que vuelvas a leer el capítulo 11 y que hagas tus propias mezclas para descubrir los remedios que son más eficaces para ti.

Miel: utiliza una fina capa en la ducha para conseguir una piel y un cabello más suaves e hidratados; como tratamiento antiaging hidratante cuando estés desmaquillada (lávate la cara al cabo de cinco minutos), y en el desayuno, puedes añadir un par de cucharaditas a tu infusión caliente o al yogur. Aplicarte miel directamente en los senos te ayudará al instante a conseguir un efecto de más volumen y firmeza.

Aroma de sándalo o de ylang-ylang: es una preferencia muy personal, pero añadir 30 gotitas de uno de estos dos aceites esenciales (o de ambos, pero en ese caso, 15 gotas de cada uno) a 100 mililitros de aceite de coco, para utilizarlo como loción hidratante en tu escapada romántica potenciará tu sex appeal, embellecerá y rejuvenecerá tu piel y no tendrás el menor rastro de bolsas debajo de los ojos. Recuerda que las bolsas de debajo de los ojos se deben a la pérdida de la síntesis de elastina, pero además se pueden agudizar si comes grasas animales. Cena pechuga de pollo, por ejemplo, y toma sólo lácteos descremados. Además de todos los importantes efectos antiaging, el sándalo te ayudará a sentirte sensual, ¡así que no puedes fracasar!

Frutos del bosque: es muy fácil incorporarlos a tu menú romántico y su potencial de belleza es tremendo, procura comerlos a la menor oportunidad que tengas. Aclararán tus ojos, le darán brillo a tu piel, sentirás energía y ¡ganas de marcha de día o de noche! Añade de 100 a 200 gramos de arándanos, frambuesas o fresas o de 100 a 200 mililitros de zumo de granada a todas las comidas que desees.

Hinojo: toma dos cucharaditas tres veces al día o más mientras estés fuera.

El miniprograma para una reunión con antiguas compañeras

Voy a suponer que, aunque probablemente conocerás la fecha de tu reunión de antiguas compañeras con bastante antelación, unas tres semanas antes ya estarás nerviosa. Te parece que tienes todo el tiempo del mundo, y de pronto, ya no lo tienes. La clave de este programa es que los resultados se consiguen alrededor de las tres semanas, de modo que si quieres estar bien para una entrevista de trabajo o para un acontecimiento especial dentro de ese plazo, ¡también sirve para esas ocasiones!

Aceite de palma roja: te ayudará a conseguir un brillo de beta-caroteno en la piel, alargará tus telómeros y te protegerá del sol. Toma cuatro cucharadas de aceite de palma roja cada día y usa un frasco de medio kilo como base para el tratamiento externo al cual le añadirás 30 gotas de cada uno de estos aceites esenciales: mirra, hinojo, ylang-ylang y semillas de eneldo. Esto te ayudará a aumentar la elastina (eneldo), a reafirmar (mirra) y a rejuvenecer visiblemente tu piel (hinojo e ylang-ylang). Utiliza esta mezcla en la cara y en el cuerpo. Si prefieres una alternativa incolora al aceite de palma rojo para uso externo, usa aceite de coco para el tratamiento que acabo de mencionar. El aceite de aguacate es mi favorito y puede sustituir al aceite de palma roja. El aceite de aguacate favorece la síntesis de colágeno y elastina y es muy hidratante, también puede suavizar las arrugas y las líneas de expresión. Lo encuentro más hidratante que el aceite de coco o de palma roja, de modo que si tienes la piel muy seca, pásate al aceite de aguacate. En ese caso, utiliza 100 mililitros de aceite de aguacate como aceite base y añade 20 gotas de los aceites esenciales que he mencionado. El aceite esencial de la hierba de eneldo (conocido vulgarmente como «eneldo») también es un buen sustituto del aceite esencial de semillas de eneldo.

Manteca de cerdo: ponte una o dos cucharaditas en el pelo, según su grosor y longitud. Con esto bastará para que te brille el pelo y lo tengas increíblemente suave. Mejor aún, añade 30 gotas de aceites esenciales de hinojo, romero y eucalipto globulus a 250 gramos de manteca disuelta, guárdalo en un envase de tapa ancha y úsalo como usarías la manteca sola. (Utilizado con regularidad, te ayudará a que tu pelo crezca más rápido. Pero has de hacerte este tratamiento al menos tres veces a la semana, durante al menos seis meses, para que notes los efectos en la longitud del pelo.) Si prefieres usar un tratamiento vegetariano, el aceite de aguacate es una alternativa excelente. Utiliza los mismos aceites esenciales que con la manteca, en las mismas proporciones y póntelo antes de lavarte la cabeza.

Gelatina: mezcla cuatro cucharaditas de gelatina en zumo de piña o agua y tómatela tres veces al día. En tres semanas tendrás la piel más firme, los músculos más fuertes y tu pelo será más grueso y brillante, hasta tus ojos obtendrán beneficios. Con la edad, la producción de ácido hialurónico disminuye en todo el cuerpo, incluidos los ojos, que puede conducirnos a un glaucoma primario de ángulo abierto, un tipo de ceguera de origen desconocido. Se ha descubierto que la gelatina restaura los niveles de ácido hialurónico y corrige el mecanismo que provoca esta patología.

Ashwagandha: esta planta te ayudará a recuperar tu esplendor de la juventud. Toma dos cucharaditas al día durante las tres semanas antes de la reunión. Si prefieres tomar cápsulas, toma seis cápsulas dos veces al día. Si la tienes en tintura, toma dos cucharaditas dos veces al día. Añádele zumo, si lo prefieres.

Polen de abeja: toma cuatro cucharaditas de gránulos de polen de abeja dos veces al día para resaltar tu belleza juvenil.

Vinagre de sidra de manzana: tres semanas no es tiempo suficiente para una considerable pérdida de peso si quieres conservar tu salud y buen aspecto y no acabar demacrada, pero cuatro cucharaditas de vinagre de sidra de manzana por la mañana y por la noche pueden hacer que tu cuerpo esté más tonificado el gran día.

El miniprograma para unas vacaciones al sol

Este programa es algo menos «mini» que los otros, puesto que los rayos solares aceleran mucho el envejecimiento de la piel, pero cuando te familiarices con los pasos que deberás seguir, te será muy fácil ponerlo en práctica y te protegerá considerablemente. Por supuesto, como sucede con todas las recomendaciones de esta sección, puedes consultar el capítulo correspondiente del libro e incorporar lo que te parezca conveniente para ti.

Gelatina: aumenta el colágeno de la piel y te protege contra los rayos solares. Tómate dos cucharaditas de gelatina en polvo mezcladas en un zumo tres veces al día.

Aceite de palma roja: los carotenoides te ayudan a proteger la piel contra la radiación solar. Toma dos cucharaditas de aceite de palma roja por la mañana, al mediodía y por la noche para estar protegida todo el día contra el sol. También puedes usarlo externamente, pero no es necesario. Le da un tinte anaranjado a tu piel y hay otros tratamientos externos que proporcionan una excelente protección solar sin teñirte la piel.

Tomate concentrado: afortunadamente, esto es fácil de tomar en casi todas las comidas, puesto que las salsas con base de tomate son muy populares. Basta con que incluyas una vez al día este protector de la piel, al menos en una comida cada día.

Cacao: toma al menos cuatro cucharaditas de cacao en polvo puro como suplemento para protegerte contra el sol todos los días mientras estés expuesta a él. Puedes tomártelo con leche, té o café.

Escualeno: aplícate una capa fina de este aceite sobre la piel tres veces al día.

Amla, gotu kola y aceite de coco: este preparado es excelente para uso externo; prepáratelo en casa y llévatelo. Las instrucciones las encontrarás al final del capítulo 4. Puedes usar aceite de salvado de arroz en lugar de aceite de coco si deseas intensificar la acción de protección solar, gracias al ácido ferúlico que contiene el aceite de salvado de arroz y también puedes usar las tinturas de amla o de gotu kola en lugar del polvo. Cuando usas tinturas no tienes que filtrar ningún sedimento de la planta, pero tienes que calentar el aceite base que uses, en este caso, el de coco o de salvado de arroz, lo suficiente como para que se evapore el alcohol que contienen las tinturas. Hazlo con mucha precaución para no provocar un incendio o hacerte graves quemaduras. No tapes el recipiente para permitir la evaporación de las tinturas. El proceso dura quince minutos. ¡Recuerda que no has de taparlo para que se pueda evaporar el alcohol!

Aceites de lúpulo y de manzanilla: por la tarde, después de haber estado tomando el sol, aplícate este tratamiento para eliminar la rojez y reparar el fotodeterioro. Para 50 mililitros de aceite de lúpulo, añade 40 gotas de aceite esencial de manzanilla alemana. Este aceite es calmante.

Tónico estrogénico: no es muy recomendable usar aceites esenciales sobre tu piel cuando estás expuesta al sol, pero tampoco querrás perderte los efectos estrogénicos mientras estás de vacaciones, así que te recomiendo un tónico interno. Mezcla tintura de hinojo y de fenogreco a partes iguales (500 mililitros de fenogreco y 500 mililitros de hinojo), envásalo y llévalo en la maleta. Toma dos cucharaditas tres veces al día. Puedes tomar este tónico a cualquier edad, siempre y cuando tengas la edad de consentimiento legal; no obstante, si estás intentando concebir, debes consultarle a tu médico cualquier programa que quieras realizar. Las plantas con acción estrogénica podrían impedir que te quedaras embarazada o incluso provocarte un aborto, por consiguiente, no las tomes.

Miniprograma para unas vacaciones de esquí

Estar al aire libre con un frío gélido es una experiencia estimulante, pero puede causar estragos en tu piel. La piel agrietada y seca puede llegar a sangrar y a doler, y no cabe duda de que necesita cuidados especiales.

Escualeno: aplícate una fina capa tres veces al día para mantener tu piel blanda y suave.

Aceite de palma roja: toma dos cucharaditas por la mañana, al mediodía y por la noche para protegerte contra el deterioro de la radiación solar que produce el reflejo de la nieve. Hasta protege tus ojos cuando tomas aceite de palma roja.

Aceite de aguacate: póntelo en la cara, en el cabello y por todo el cuerpo, antes de ducharte. Toma dos cucharaditas al día para hacer que tu piel resista el frío. También puedes probar un preparado de aguacate y regaliz. Hierve 250 mililitros de aceite de aguacate con tres cucharadas de raíz de regaliz en polvo durante veinte minutos. Déjalo enfriar, cuélalo y ponlo en una botella, luego aplícatelo por todo el cuerpo para conseguir un extraordinario efecto antiaging, para el crecimiento del cabello y para suavizar la piel. El aceite de almendras es una excelente alternativa y puedes encontrarlo en cualquier parte del mundo.

Fenogreco e hinojo: mezcla estas dos tinturas a partes iguales y toma seis cucharaditas al día divididas en tres dosis.

14

Tratamientos por edad

Todas las recomendaciones de este libro son aptas para ti, sea cual sea tu edad. Ninguno de los consejos de este libro puede perjudicarte la piel, el pelo o ninguna otra parte del cuerpo. Pero las necesidades de cada edad son diferentes y sin duda alguna van variando. Esta sección tiene en cuenta estas posibilidades. De modo que lo primero que voy a hacer es describir las principales preocupaciones de cada grupo de edad y luego podrás adaptarte a los tratamientos específicos que sugiero para tu grupo de edad, según las tablas que verás más adelante.

A grandes rasgos, te diré que me gustaría dividir el antiaging en tres categorías: antes de los treinta, después de los treinta, y después de los setenta. Hasta los treinta años, mantener una función celular óptima es el aspecto más importante de tu programa antiaging, pero después de los treinta, y cada vez con más urgencia, la acción hormonal se convierte en la estrategia antiaging más importante. Para ayudarte a reducir el número de suplementos y plantas que has de tomar cada día, deberás concentrarte en las que tienen los efectos hormonales más importantes, pero que también tienen una acción como la del estradiol, a fin de observar una notable mejoría en tu función celular y hormonal. Después de los cuarenta y cinco, lo mejor es que te centres en usar grasas animales para mejorar tu piel, curar heridas, prevenir o corregir los daños por la radiación solar y reparar la barrera de la piel, que se vuelve más frágil con la edad. La barrera de la piel se lesiona con facilidad cuando usamos productos que la resecan, cuando nos lavamos con productos o a temperaturas inadecuadas y por el frío. A los setenta, es importante que recordemos que hemos tardado décadas en acumular todo el deterioro que se muestra en nuestro rostro, pelo y cuerpo. Por consiguiente, te ruego que te ciñas al programa durante al menos tres meses para evaluar los resultados. Por ejemplo, al cuero cabelludo le cuesta mucho reaccionar para que vuelva a crecer el cabello. Y aunque las mejoras en la piel deberían ser visibles antes, seguirán aumentando cuanto más te ciñas al mismo.

De los 18 a los 30 años

Es la etapa en la que estamos en la cumbre de nuestra belleza, aunque no nos lo parezca. La mayoría de las mujeres no son lo suficientemente afortunadas como para sentirse seguras y disfrutar de esta época en que sus funciones celulares y hormonales están en su mejor momento. También suele ser un momento de nuestra vida donde prima el trasnochar, la comida rápida y quizá los anticonceptivos orales, que abonan el terreno para otra etapa no tan prometedora. La contaminación y el estilo de vida poco saludable ocasionan un gran trastorno para la salud y la belleza, que es la razón por la que los batidos son tan populares. Nada restaura la energía celular con mayor rapidez que las frutas y las verduras crudas. Algunas mujeres, por desgracia, padecen trastornos hormonales, incluso a esta edad, y trataré este tema un poco más a fondo en las tablas. Afortunadamente, tu cuerpo ha de responder con rapidez a las pequeñas mejoras que vas incorporando.

Hasta los treinta años, el aspecto más importante del envejecimiento que has de cuidar es la función celular. Cuando envejecemos, la función celular sigue decayendo, pero a esta se le une el declive hormonal, hasta que la disfunción hormonal alcanza su máximo apogeo en el grupo de edad que sobrepasa los cincuenta. A esta edad, la buena salud y el buen aspecto no se pueden conseguir sin restaurar la función celular y hormonal. Tu prioridad será activar la SIRT1, el gen de la longevidad que activa el máximo potencial de tu factor de la juventud y que retrasa drásticamente el ritmo al que envejeces ahora y en el futuro. La mejor forma de activar la SIRT1 es aprovecharnos de las ventajas de los batidos y de los frutos del bosque dondequiera que vayamos. También has de hidratar ligeramente tu pelo y cuidar de él. A esta edad, todavía te ha de crecer sin problemas, aunque si hace poco que has dejado de tomar anticonceptivos orales, o que has dado a luz, puede que notes que crece más lento. La pérdida del cabello después del parto es simplemente el cabello que no cayó en su momento durante el embarazo, y no hay por qué preocuparse. Pero la pérdida del cabello después de dejar de tomar anticonceptivos orales puede ser más grave. Presta especial atención a cualquier zona donde tengas el cabello más fino o te crezca más lento. Por último, lo que te interesa activar son los proteosomas. La mayor parte de los trastornos a esta edad incluyen inflamación, poros tapados o erupciones. La activación de los proteosomas es suave y eficaz en el tratamiento de estos trastornos.

De los 30 a los 45 años

Esta es la etapa en la que empieza el verdadero envejecimiento; sin embargo, la mayoría estamos demasiado ocupadas como para prestarle atención. Estamos tan atareadas formando hogares y con nuestras vidas profesionales que es como que un día nos levantamos y ¡no reconocemos la cara que estamos viendo en el espejo! En estos quince años, las hormonas empiezan a disminuir con bastante rapidez. Sin embargo, pocas somos conscientes de que nuestros problemas se deben a una disfunción hormonal, porque los años de la menopausia todavía no han empezado formalmente. Pero lo cierto es que la menopausia empieza en esta época, y el declive hormonal se acelera cuando nos acercamos a los cuarenta. De modo que mantener la actividad hormonal en buen estado durante este período ayudará significativamente a retrasar y prevenir el envejecimiento. Puedes mantener una piel firme, gruesa y elástica y un pelo de lujo toda tu vida si empiezas a dar los pasos adecuados para mantener alto tu nivel hormonal en esta etapa. No importa en qué extremo te encuentres de este período de quince años. Tu piel, músculos, cabello y huesos, todas las partes de tu cuerpo, responden de maravilla a esta intervención antienvejecimiento, ¡así que disfruta de los resultados! Necesitarás centrarte en los niveles de elastina y colágeno de tu piel, evitar la atrofia de tu bonita y mullida capa de grasa y frenar el crecimiento de vello indeseado en tu rostro y tu cuerpo bajando el nivel de hormonas masculinas. A esta edad también es muy importante la activación de la SIRT1. Antes de los treinta, trasnochar y la dieta inadecuada no te hacían tanto daño, pero la mala dieta después de los treinta tiene visibles consecuencias.

De los 45 a los 55 años

Los niveles hormonales bajan en picado en esta etapa y se nota. Las líneas de expresión que antes eran finas se vuelven más pronunciadas y se convierten en arrugas; la flacidez se vuelve más visible en la zona de la mandíbula y el cuello. La parte superior de los brazos pierde su definición, el cabello se vuelve más fino y el vello indeseado parece un cepillo de púas. Hay más cambios desagradables, pero no es necesario que los cite todos. A esta edad, no puedes descuidar tu bajón hormonal, porque si lo haces, tendrás un aspecto terrible y no tardarás en experimentar un «bajón» de energía y productividad que no corregirás hasta que corrijas tus hormonas. No te olvides de la activación de la SIRT1 para mantener alto tu nivel de energía. Presta atención a los tratamientos de la piel y el cuero cabelludo.

Edad	Aclarar la piel (evita el contorno de los ojos)	Elasticidad de la piel	Grosor de la piel
18-30	Tomate concentrado, levadura de repostería, sake, vinagre de sidra de manzana	Ingerir: gotu kola, vitamina C. Uso externo: vitamina C y sérum de glicerina (véase sección para decoloración de la piel en el capítulo 15).	Ingerir: aceite de coco, aceite de onagra, aceite de palma roja, aceite de jojoba, tomate concentrado. Uso externo: aceite esencial de romero en aceite base de coco.
30-40	Uso externo: tomate concentrado, quercetina (corteza de roble o cebolla), vinagre de sidra de manzana (evitar contorno de los ojos), yogur.	Ingerir: vitamina C, romero. Uso externo: aceite esencial de semillas de eneldo en aceite base de coco.	Ingerir: tomate concentrado, gotu kola, cacao, aceite de aguacate. Uso externo: escualeno, aceite de palma roja, aceite esencial de anís verde en aceite base de coco.

De los 55 en adelante

La mayoría de las mujeres están en la menopausia o ya han acabado el proceso. Por consiguiente, es crucial prestar especial atención a las hormonas. A esta edad dormir es esencial, porque es vital para activar la acción de la melatonina. Impulsa tu propia terapia de sustitución hormonal para que tu cara siga estando rellenita y espléndida. Especialmente la delicada zona del contorno de los ojos, que tanta tendencia tiene a descolgarse y arrugarse. Tu pelo será más fino y tendrás que cuidar más de tus huesos y dientes, comiendo los alimentos correctos y usando sustancias naturales.

Para ayudarte a diseñar tu propio programa, la tabla que viene a continuación es un excelente punto de partida. Utilízala para encontrar la mejor opción de cada capítulo para tu grupo de edad.

Cabello	Función celular	Función hormonal
Antes del lavado: aceite de coco con aceites esenciales de romero y eucalipto.	Ingerir: arándanos, zumo de granada, tomate concentrado, gotu kola. Uso externo: gotu kola, amla, aceite esencial de romero en un aceite base de coco.	Ingerir: aceite de onagra, fenogreco, polen de abeja. Uso externo: aceite de onagra.
Antes del lavado: aceite de coco con aceites esenciales de romero y eucalipto.	Ingerir: arándanos, zumo de granada, fuerza verde, como espinacas, gotu kola, aceite de palma roja, aceite de aguacate. Uso externo: levadura de repostería.	Ingerir: fenogreco, kuzu, shatavari. Uso externo: aceite esencial de ylang-ylang en un aceite base de onagra.

Edad	Aclarar la piel (evitar el contorno de los ojos)	Elasticidad de la piel	Grosor de la piel
40-50	Uso externo: proteína de soja o genisteína mezclada en agua o gel de aloe vera, ácido hialurónico o compuestos relacionados, lactato de sodio líquido o yogur.	Ingerir: vitamina C, romero, aceite de onagra. Uso externo: aceite esencial de semillas de eneldo, aceite de aguacate, regaliz, proteína de soja o genisteína, aceite de comino negro.	Ingerir: gelatina, tomate concentrado, cacao en polvo. Uso externo: grasas animales, zarzaparrilla, aceite esencial de anís verde, aceite de aguacate, aceite de almendras, escualeno, regaliz en manteca de cerdo, consuelda, vitamina E, aceite de jojoba, aceite de salvado de arroz.
50-60	Uso externo: aceite de salvado de arroz, proteína de soja, genisteína, lactato de sodio líquido o yogur.	Ingerir: vitamina C, romero, aceite de onagra. Uso externo: aceite de escaramujo, aceite esencial de semillas de eneldo en un aceite base de coco para la zona del contorno de los ojos.	Ingerir: gelatina, tomate concentrado, cacao en polvo, proteína de suero de leche. Uso externo: grasas animales, zarzaparrilla, aceite de vitamina E, aceite de aguacate, aceite de almendras, escualeno, regaliz en manteca de cerdo o en aceite de aguacate, mantequilla de mango, aceite de jojoba, aceite de salvado de arroz.
60-70	Uso externo: kuzu en gel de aloe vera, lactato de sodio líquido o yogur.	Ingerir: vitamina C, romero, aceite de onagra. Uso externo: regaliz en aceite de escaramujo con aceite esencial de semillas de eneldo, aceite de salvado de arroz, aceite de comino negro.	Ingerir: gelatina, tomate concentrado, cacao en polvo, aceite de aguacate, aceite de onagra. Uso externo: grasas animales, zarzaparrilla, aceite de aguacate, aceite de vitamina E, escualeno de oliva, regaliz en manteca de cerdo o en aceite de aguacate, consuelda, mantequilla de mango, manteca de cacao, aceite de jojoba, aceite de salvado de arroz.
70 en adelante	Uso externo: gotu kola en gel de aloe vera, lactato de sodio o yogur.	Ingerir: vitamina C, romero, aceite de onagra. Uso externo: proteína de soja o genisteína, regaliz y aceite esencial de semillas de eneldo en un aceite base de escaramujo o de comino negro.	Ingerir: gelatina, tomate concentrado, cacao en polvo, aceite de aguacate, aceite de onagra. Uso externo: grasas animales, regaliz en manteca de cerdo o en aceite de aguacate, aceite de almendras, escualeno, zarzaparrilla, mantequilla de mango, aceite de comino negro, aceite de jojoba, aceite de salvado de arroz.

Cabello	Función celular	Función hormonal
Antes del lavado: aceites de romero y eucalipto en aceite de aguacate.	Ingerir: frutos del bosque, zumo de granada, amla, gotu kola, aceite de aguacate, CoQ10. Uso externo: levadura de repostería, aceite de palma roja, aceite de salvado de arroz, amla, gotu kola, consuelda, aceite esencial de mirra en aceite base de coco.	Ingerir: vitamina E, maca, ashwagandha, fenogreco, hinojo, shatavari. Uso externo: aceites esenciales de anís verde, hinojo e ylang-ylang en aceite base de onagra.
Antes del lavado: cebolla mezclada en aceite de aguacate y colada, aceites esenciales de romero y eucalipto, manteca de cerdo, aceite de aguacate. Champú: añádele pantotenato de calcio al champú.	Ingerir: ginkgo, gotu kola, CoQ10, vinagre de sidra de manzana, miel, polen de abeja, cacao. Uso externo: aceites esenciales de romero, mirra e incienso en aceite base de aguacate.	Ingerir: vitamina E, boro, ácido fólico, Panax ginseng, maca, ashwagandha, fenogreco, hinojo, lúpulo y shatavari. Uso externo: aceites esenciales de sándalo, ylang-ylang, anís verde, hinojo, cedro del Atlas en una mezcla a partes iguales de aceites base de aguacate y onagra.
Mascarilla para antes del lavado: proteína de soja mezclada con aceite de aguacate, con aceites esenciales de romero, ylang-ylang y eucalipto, con manteca de cerdo o aceite de aguacate. Champú: añádele pantotenato de calcio al champú.	Ingeroir: CoQ10, miel, polen de abeja, gotu kola, cacao, vinagre de sidra de manzana, aceite de aguacate, aceite de nuez. Uso externo: amla y gotu kola en aceite de coco o de aguacate, aceite de palma roja, aceite de aguacate.	Ingerir: jalea real, aceite de salvado de arroz, vitamina E, boro, maca, ashwagandha, Panax ginseng, hinojo, fenogreco, ácido fólico, lúpulo, shatavari. Uso externo: aceites esenciales de hinojo, anís verde y de cedro una mezcla a partes iguales de aceites base de aguacate y onagra.
Antes del lavado: aceites esenciales de romero, ylang-ylang y eucalipto en manteca de cerdo o un aceite base de aguacate. Champú: añádele pantotenato de calcio al champú.	Ingerir: ginkgo, zumo de granada o granada en polvo, gotu kola, amla, CoQ10, arándanos, cerezas o zumo de cereza, zumo de piña, aceite de nuez. Uso externo: amla y gotu kola en aceite de coco, aceites esenciales de mirra e incienso en aceite de aguacate.	Ingerir: jalea real, vitamina E, polen de abeja, miel, hinojo, fenogreco, maca, boro, ácido fólico, lúpulo y shatavari. Uso externo: aceites esenciales ylang-ylang, hinojo, anís verde y de cedro una mezcla a partes iguales de aceites base de aguacate y onagra.

15

¡Los diez problemas más comunes y sus soluciones!

Este capítulo es una guía rápida para abordar los diez problemas más comunes a los que nos enfrentamos mis clientas y yo a medida que nos hacemos mayores, junto con algunas soluciones rápidas y eficaces. Para más soluciones de trastornos relacionados con la edad, consulta el índice.

1. *Acné.* El acné, en realidad, es provocado por las hormonas masculinas o andrógenos. Puedes bajar la actividad androgénica de tu cuerpo tomando una cucharadita de cúrcuma en polvo dos veces al día o bebiendo tres tazas de infusión de menta piperita al día. Puedes aplicarte directamente una gota de aceite esencial de menta piperita cuando tengas una erupción, pero ten cuidado con la zona del contorno de los ojos, porque la menta te picará si te entra en el ojo. Si te entra un poco, aclárate los ojos con agua fría o ponte un poco de yogur desnatado y luego aclárate. El aloe vera también es muy eficaz: ponte una fina capa sobre la piel, con un ligero masaje y luego aclárate la cara y sécatela con cuidado. El cacao puro sin azúcar aclara el acné si tomas al menos una cucharada, puedes mezclarlo con agua, leche o zumo. El cacao en polvo también lo puedes tomar con yogur.

2. *Ojeras negras.* Las ojeras negras son capilares que se pueden ver a través de la fina piel de debajo de los ojos. Un zumo verde al día es

una buena ayuda para reducirlas. Dos cucharaditas de cualquier producto verde en polvo que cito a continuación te servirán para añadir al zumo o al agua y experimentar una notable mejoría: espinaca, chlorella, espirulina o hierba de cebada. En este caso la prioridad es conseguir más grosor en la piel y mejorar su elasticidad. Treinta gotas de aceite esencial de semillas de eneldo en 100 gramos de aceite de coco es un tratamiento nocturno perfecto para el contorno de los ojos, reduce la hinchazón y las sombras oscuras gracias a las propiedades estrogénicas de las semillas de eneldo, que hacen que aumente el grosor y la elasticidad de la piel. Los tratamientos con amla, gotu kola y aceite de coco a los que tantas veces me he referido, son igualmente muy eficaces. Asimismo, puedes ponerte aceite de almendra puro todas las veces que desees, pero especialmente, al acostarte. El regaliz y el aceite de aguacate pueden aumentar la elastina y el colágeno, lo cual los convierte en buenos instrumentos para tratar las bolsas de debajo de los ojos. Hierve a fuego lento cuatro cucharaditas de regaliz en polvo (de 10-20 bolsitas de infusión) en 200 mililitros de aceite de aguacate, déjalo enfriar, cuélalo y aplícatelo con palmaditas suaves sobre la zona. Es estupendo para la cara, el cabello y todo el cuerpo.

3. *Decoloración de la piel.* La vitamina C y el sérum de glicerina son muy eficaces para igualar tu tez y frenar la decoloración de la piel. Disuelve dos cucharaditas de vitamina C pura (ácido ascórbico) en polvo en 100 mililitros de glicerina vegetal. Puedes hacerlo añadiendo directamente la vitamina C en polvo a una botellita de glicerina (yo utilizo botellas y frascos de plástico por seguridad). Agítalo bien. Añádele un poco de agua si ves cristalitos de vitamina C. Puedes ponértelo por la noche con la cara limpia de maquillaje. Póntelo por toda la cara, cuello, manos y cualquier otra zona problemática, déjatelo puesto cinco minutos y aclárate las zonas, sécate con cuidado sin frotar. A continuación, haz el tratamiento con amla, gotu kola y coco. Loción de cebolla, prepárala batiendo media cebolla en 250 mililitros de agua y cuela el líquido. Es estupenda

para aclarar la piel, para hacer desaparecer las manchas oscuras y dejar una piel joven y radiante. Déjate la loción puesta cinco minutos antes de aclarártela. El olor a cebolla se evaporará, pero si persiste, ponte vinagre de sidra de manzana para reforzar los efectos de la cebolla y eliminar el aroma. También puedes usar vinagre de sidra de manzana sólo, sin la loción de cebolla. El tomate concentrado también va muy bien, ponte una capa fina. Aclárate al cabo de cinco minutos. El preparado de regaliz y aceite de aguacate también aclara la piel e iguala la tez.

4. *Celulitis.* La forma más sencilla de tonificar las extremidades y de romper la celulitis es usar todos los días vinagre de sidra de manzana como loción. Póntelo y luego usa el guante de masaje para potenciar su efecto. El café instantáneo y la tintura de castaño de indias son excelentes como loción.

5. *Canas.* Puedes estimular los melanocitos, células que producen el color del cabello, con la cebolla, el eucalipto globulus, el aceite de palma roja, aceite de aguacate y la manteca de cerdo. Puedes usar zumo de cebolla, que confeccionarás batiendo una cebolla en un poco de agua y colando luego la mezcla para eliminar los trocitos. Guárdala en la nevera y úsala por la noche o antes de lavarte la cabeza. Si has elegido el eucalipto, el aceite de palma roja o la manteca de cerdo, ponte una fina capa y tenla puesta el máximo tiempo posible antes de lavarte la cabeza. Déjate puesto al menos media hora cualquiera de estos tratamientos.

6. *Caída del cabello.* Se puede tratar fácilmente con aceites esenciales de romero y de eucalipto globulus. Póntelo directamente de la botella. Échate unas gotas de aceite esencial de romero en el cuero cabelludo y luego haz lo mismo con el aceite esencial de eucalipto. ¡Póntelo cada noche durante tres meses y verás cómo te vuelve a crecer!

7. *Poros grandes.* El tomate concentrado es excelente para reducir el tamaño de los poros. Aplícate una capa fina en la zona donde tienes el problema, déjatelo cinco minutos y aclárate con agua tibia. Repítelo hasta tres veces al día. Es un preparado excelente para usarlo antes de acostarte, cuando ya te has limpiado la cara y antes de que te hagas tu tratamiento nocturno. El tomate concentrado es antiinflamatorio, lo que significa que no debería irritarte la piel, pero no te lo pongas en las zonas delicadas, por si acaso. Si notas alguna molestia, no lo uses.

8. *Bolsas debajo de los ojos.* Las bolsas debajo de los ojos se deben a la flacidez de la piel, la atrofia muscular y los depósitos de grasa debajo de la piel. El tratamiento de amla, gotu kola y aceite de coco que he mencionado antes es espectacular para corregir la zona de debajo de los ojos y reducir la hinchazón o las bolsas. Utiliza aceite puro de coco o de jojoba para limpiarte la cara. Elige los activadores de la SIRT1 para aumentar el colágeno y la elastina. 250 gramos de arándanos u otros frutos del bosque al día te ayudarán a conseguir más elasticidad. Estos frutos también previenen el exceso de depósitos de grasa en tu organismo, incluyendo la zona de debajo de los ojos. La gelatina, el suero de leche, los guisantes o la proteína de arroz integral, ingeridos, aumentan el grosor de la piel y de los músculos; además, restauran y soportan tu cara y tu cuerpo, incluida la delicada zona de debajo de los ojos. Deja de tomar grasas animales y tampoco las uses para el contorno de los ojos.

9. *Varices.* Las venas sobresalen por falta de elastina. La elastina se puede aumentar aplicando directamente una mezcla de 30 gotas de aceite esencial de eneldo en 100 mililitros de aceite base de coco sobre la zona afectada. Sigue este tratamiento durante al menos tres meses. El polen de abeja, a razón de cuatro cucharadas al día, refuerza mucho las paredes venosas.

10. *Arrugas alrededor de la boca y en la frente.* Una fina capa de aceite de jojoba puede ser extraordinariamente eficaz para las lí-

neas profundas de la cara y del cuello, ¡aunque lo bastante suave como para usarlo en el contorno de los ojos! La loción de lactato de sodio (al 60%) puede hacer milagros con estas líneas y surcos. Aplícate la loción y déjatela puesta al menos cinco minutos, luego acláratela.

16

Personaliza tu plan antiaging

Muchas de las sustancias que menciono en este libro activarán varios mecanismos a un mismo tiempo, y, concretamente, te beneficiarás de los celulares y hormonales. Esto facilita que se pueda usar la misma sustancia con varios fines y favorece el diseño de tu programa personal. Puedes añadir varios aceites esenciales a un aceite base, por ejemplo, y utilizar el tratamiento para rejuvenecer tu zona de debajo de los ojos, cabello y cuerpo. Yo suelo usar la misma fórmula en la cara, el cuello, el cuerpo y el cabello, incluso en el contorno de los ojos. Puedes crear tu propio programa con tus tratamientos favoritos de cada uno de los capítulos, los apartados de tratamientos antiaging biológico del final de cada capítulo o algún programa más específico de los capítulos del 13 al 14. Tú conoces tu cuerpo mejor que nadie, así que te animo a que crees un programa a tu medida.

Al diseñar un programa lo más importante es que recuerdes la tesis principal de este libro: el envejecimiento es el resultado del declive de dos procesos esenciales para el cuerpo humano: la función celular y la hormonal. Recuérdalo y asegúrate de que los tratamientos que eliges actúan sobre estos dos imprescindibles instigadores del envejecimiento. Los resultados antiaging pueden ser rápidos y visibles. Hasta los treinta años, los mecanismos antiaging más importantes en los que nos hemos de concentrar son los que implican a la función celular. A partir de esta edad, y especialmente a partir de los cuarenta, las hormonas empiezan a disminuir con rapidez, y tu misión principal será restaurar esta función, a la vez que mantienes la función celular a un nivel óptimo. En este libro has visto que cuando mejora la actividad hormonal en tu cuerpo, piel y cabello, la función celular también mejora. No descuides nunca ninguno de estos dos aspectos vitales del antiaging.

Espero que estés entusiasmada ante la gama de posibilidades que tienes al alcance de tu mano para tu programa de rejuvenecimiento. Del mismo modo que se pueden escribir millones de libros con las letras del alfabeto, también puedes crear muchos programas con la información de este libro.

Aquí tienes unas directrices generales para que tengas en cuenta antes de tomar tus decisiones. Estas son las principales preocupaciones de las mujeres, así que espero que te sean útiles como puntos de partida para diseñar tu programa.

• Cuando te cuides el contorno de los ojos, recuerda que los tratamientos que te apliques en esta zona tengan una concentración más baja de aceites esenciales que los que uses para el cuerpo y el cabello, y aplícatelos con delicadeza. Utiliza un tercio de la dosis recomendada para la cara, el cuerpo o el cabello cuando prepares tratamientos para esta delicada zona.

• La piel apagada y escamosa se beneficia de la activación de los proteosomas con gránulos de levadura instantáneos (capítulo 3) y equilibra las acuaporinas con vinagre de sidra de manzana (capítulo 7).

• La flacidez de la piel necesita la ayuda de la estimulación de los fibroblastos que proporcionan los estimuladores de la síntesis de la elastina, como el aceite esencial de eneldo (capítulo 2).

• El deterioro por la radiación solar puedes tratarlo con amla, gotu kola, aceite de salvado de arroz y aceite de lúpulo (capítulo 4).

• La pérdida de grosor de la piel debida a la disminución del estrógeno responde de maravilla con una mezcla de aceites esenciales de hinojo, sándalo o ylang-ylang, en un aceite base (capítulo 11).

• Sácate kilos de encima con ginkgo y vinagre de sidra de manzana (capítulo 7).

• Suaviza, rejuvenece y refresca tu piel estimulando las células madre de la piel con consuelda (capítulo 5).

• Asegúrate de que tu estructura ósea aporta a tu cara y a tu cuerpo un buen soporte juvenil (capítulo 6).

• Déjate crecer el cabello y embellécelo con aceites esenciales de romero y eucalipto (capítulo 8).

¡Diviértete!

AGRADECIMIENTOS

Besos y abrazos a mi maravillosa agente, Dorie Simmonds.

Muchas gracias a todo el encantador equipo de Atria.

Todo mi amor y un montón de besos a mi querida amiga Matilda.

Eternamente agradecida a MK.

Mi cariño y afecto para siempre a D, D y O.

BIBLIOGRAFÍA

INTRODUCCIÓN

Azzi, Lamia, M. El-Alfy, Celine Martel, y F. Labrie. "Gender differences in mouse skin morphology and specific effects of sex steroids and dehydroepiandosterone." *Journal of Investigative Dermatology* 124 (2005): 22-27.

Babu, P. V., y col. "Therapeutic effect of green tea extract on advanced glycation and cross-linking of tail-tendon collagen in streptozotocin induced diabetic rats." *Food and Chemical Toxicology* 46, n.º 1 (2006): 280-285.

Cameron, D. "New study validates longevity pathway." 2013. http://hms.harvard.edu/news/new-study-validates-longevity-pathway-3-7-13.

Carlson, J. R., y col. "Reading the tea leaves: Anticarcinogenic properties of epigallocatechin-3-gallate." *Mayo Clinic Proceedings* 82, n.º 6 (Junio 2007): 724-732.

Chwan-Li Shen, James K. Yeh, Jay J. Cao, Ming Chien Chyu, y Jia Sheng Wang. "Green tea and bone health: Evidence from laboratory studies." *Pharmacological Research* 64, n.º 2 (Agosto 2011): 155-161.

Hyun Chul Goo, Yu-Shik Hwang, Yon Rak Choi, Hyun Nam Cho, y Hwal Suh. "Development of collagenase-resistant collagen and its interaction with adult human dermal fibroblasts." *Biomaterials* 24, n.º 28 (2003): 5099-5113.

Kin, J., J. S. Hwang, Y. K. Cho, Y. Han, Y.-J. Jeon, y K.-H. Yang. "Protective Effects of epigallocatechin–3-gallate on UVA and UVB-induced skin damage." *Skin Pharmacology and Physiology* 14, n.º 1 (2001): 11-19.

Kwon, O. S., y col. "Human hair growth enhancement in vitro by green tea epigallocatechin-3-gallate (EGCG)." *Phytomedicine* 14, n.ᵒˢ 7-8 (Agosto 2007): 551-55.

Lee, Mak-Soon, Chong-Tain Kim, In-Hwan Kim, y Yangha Kim. "Inhibitory effects of green tea catechin on the lipid accumulation in 3 T3-L1 adipocytes." *Phytotherapy Research* 23, n.º 8 (2009): 1088-1091.

Lu, Y.P., y col. "Tumorigenic effect of some commonly used moisturising creams when applied topically to UVB-pretreated high-risk mice." *Journal of Investigative Dermatology* 129, n.º 2 (2009): 468-475.

Luo, G., Z. Z. Xie, F. Y. Liu, y G. B. Zhang. "Effect of vitamin C on myocardial mitochondrial function and ATP content in hypoxic rats." *Zhongguo Yao Li Xue Bao* 19, n.º 4 (Julio 1998): 351-355.

PhytoCellTec Symphytum. "Speed up your cell renewal through stem cell activation." http://tri-k.com/sites/default/files/PhytoCell-Tec%20 Symphytum%20-%20Brochure%20April%202013.pdf.

Sheng, R., Z. L. Gu, y M. L. Xie. "Epigallocatechin gallate, the major component of polyphenols in green tea, inhibits telomere attrition mediated cardiomyocyte apoptosis in cardiac hypertrophy." *International Journal of Cardiology* 162, n.º 3 (Enero 2013): 199-209.

Twort, C. C., y C. J. M. Twort. "The utility of lanolin as a protective measure against mineral-oil and tar dermatitis and cancer." *Journal of Hygiene* 35, n.º 1 (1935): 130-149.

Weinreb, O., y col. "Neurological mechanisms in green tea polyphenols in Alzheimer's and Parkinson's diseases." *Journal of Nutritional Biochemistry* 15, n.º 9 (Septiembre 2004): 506-516.

Wolfram, S. "Effects of green tea and EGCG on cardiovascular and metabolic health." *Journal of the American College of Nutrition* 26, n.º 4 (Agosto 2007): 3735-3885.

Wu, A., Z. Ying, D. Schubert, y F. Gomez-Pinilla. "Brain and spinal cord interaction: A dietary curcumin derivative counteracts locomotor and cognitive deficits after brain trauma." *Neurorehabilitation and Neural Repair* 25, n.º 4 (Mayo 2011): 332-342.

Xie, W., C. Sun, y S. Liu. "The effect of hawthorn flavanone on blood-fat and expression of lipogenesis and lipolysis genes of hyperlipidemia model mouse." *Zhongguo Zhong Yao Za Zhi* 34, n.º 2 (2009): 224-229.

I. ¡SUPERSIRTUINAS O CÓMO ESTAR GENIAL EN TU 256 CUMPLEAÑOS!

Baur, J. A., y col. "Resveratrol improves health and survival of mice on a high-calorie diet." *Nature* 444, n.º 7117 (Noviembre 2006): 337-342.

Biodyne TRF Laboratories. Luzerne, Switzerland. http://www.luzern-labs.com/ingredients/

Bonte, F., y col. "Influence of Asiatic acid, madecassic acid and asiaticoside on human collagen I synthesis." *Planta Médica* 60, n.º 2 (Abril 1994): 133-135.

Crowe, M. J., y col. "Topical application of yeast extract accelerates the wound healing of diabetic mice." *Journal of Burn Care and Rehabilitation* 20, n.º 2 (Marzo-Abril 1999): 155-162.

Gohill, Kashmira J., y col. "Pharmacological review on *Centella asiatica*: A potential herbal cure-all." *Indian Journal of Pharmaceutical Sciences* 72, n.º 5 (Septiembre-Octubre 2010): 546-556.

Guerente, L. "Calorie restriction and sirtuins revisited." *Cold Spring Harbor Symposia on Quantitative Biology* 27 (2013): 2072-2085.

—. "Sirtuins in aging and disease." *Cold Spring Harbor Symposia on Quantitative Biology* 72 (2007): 483-488.

Howitz, K. T., y col. "Small molecular activators of sirtuins extend *Saccharomyces cerivisiae* lifespan." *Nature* 425 (2003): 191-196.

"Li Ching-Yun Dead; Gave His Age as 197." *New York Times*, May 6, 1933, p. 13.

Liu, C., y col. "Effect of the root of Polygonum multiflorum Thunb. and its processed products on fat accumulation in the liver of mice." *Zhongguo Zhon Yao Za Zhi* 17, n.º 10 (Octubre 1992): 595-596, 639.

Markus, Andrea, y B. J. Morris. "Resveratrol in prevention and treatment of common clinical conditions of aging." *Clinical Interventions in Aging* 3, n.º 2 (Junio 2008): 331-339.

Moreau, M., y col. "Enhancing cell longevity for cosmetic application: A complementary approach." *Journal of Drugs in Dermatology* 6 Suppl. (2007): 14-18.

Mortiboys, H., y col. "Ursocholanic acid rescues mitochondrial function in common forms of familial Parkinson's disease." *Brain* 136, n.º 10 (2013): 3038-3050.

Pannacci, M., y col. "The extract of G115 of Panax ginseng C. A. Meyer enhance [*sic*] energy production in mammals." *Planta Médica* 78 (2012).

SOFW. http://www.sofw.com/index/sofw_en/sofw_en_product_launch_pad.html?naid=5498.

Xu, M. F., y col. "Asiatic acid, a pentacyclic triterpene, in *Centella asiatica,* attenuates glutamate-induced cognitive deficits in mice and apoptosis in SH-SY5Y cells." *Acta Pharmacologica Sinica* 33, n.º 5 (Mayo 2012): 578-587.

2. FIBROBLASTOS, ANTIOXIDANTES Y RADICALES LIBRES ¡OH, DIOS!

Adil, M. D., y col. "Effect of Emblica officinalis (fruit) against UVB-induced photo-aging in human skin fibroblasts." *Journal of Ethnopharmacology* 132, n.º 1 (Octubre 2010): 109-114.

Aslam, M. N., E. P. Lansky, y J. Varani. "Pomegranate as a cosmeceutical source: Pomegranate fractions promote proliferation and procollagen synthesis and inhibit matrix metalloproteinase-1 production in human skin cells." *Journal of Ethnopharmacology* 103, n.º 3 (Febrero 2006): 311-318.

Bae, J. Y., y col. "Dietary compound ellagic acid alleviates skin wrinkle and inflammation induced by UV-B irradiation." *Experimental Dermatology* 19, n.º 8 (Agosto 2010): e182-190.

Bergo, Martin, Per Lindahl, y Peter Campbell. News briefing with Martin Bergo, MD, PhD, codirector, Sahlgrenska Cancer Center, University of Gothenburg, Sweden; Per Lindahl, professor of biochemistry and cell biology, University of Gothenburg; and Peter Campbell, PhD, director, Tumor Repository, American Cancer Society, Enero 29, 2014. *Science Translational Medicine.*

Cenizo, V., y col. "LOXL as a target to increase the elastin content in adult skin: a dill extract induces the LOXL gene expression." *Experimental Dermatology* 15, n.º 8 (Agosto 2006): 574-581.

Chace, K. V., y col. "Effect of oxygen free radicals on corneal collagen." *Free Radical Research Communications* 12–13, n.º 2 (1991): 591-594.

Chen, K.-C., y col. "UV-induced damages eliminated by arbutin and ursolic acid in cell model of human dermal fibroblast WS-1 cells." *Egyptian Dermatology Online Journal* 5, n.º 1 (Junio 2009).

Chuarienthong. P., N. Lourith, y P. Leelapornpisid. "Clinical efficacy comparison of anti-wrinkle cosmetics containing herbal flavonoids." *International Journal of Cosmetic Science* 32, n.º 2 (Abril 2010): 99-106.

Feng, B., y col. "Protective effect of oat bran extracts on human dermal fibroblast injury by hydrogen peroxide." *Journal of Zhejian University Science B* 14, n.º 2 (Febrero 2013): 97-105.

Fujii, T., y col. "Amla (Emblica officinalis Gaertn.) extract promotes procollagen production and inhibits matrix metalloproteinase-1 in human skin fibroblasts." *Journal of Ethnopharmacology* 119, n.º 1 (Septiembre 2008): 53-57.

Hausenloy, D., y D. Yellon. "Time to take myocardial reperfusion injury seriously." *New England Journal of Medicine* 359, n.º 5 (2008): 518-520.

Houck, J. C., y col. "Induction of collagenolytic and proteolytic activities by anti-inflammatory drugs in the skin and fibroblast." *Biochemical Pharmacology* 17, n.º 10 (1968): 1081-1090.

Lee, Y. S., y col. "Inhibition of ultraviolet-A-modulated signaling pathways by Asiatic acid and ursolic acid in HaCaT human keratinocytes." *European Journal of Pharmacology* 476, n.º 3 (2003): 173-178.

Makpol, Suzana, y col. "Modulation of collagen synthesis and its gene expression in human skin fibroblasts by tocotrienol-rich fraction." *Archives of Medical Science* 7, n.º 5 (2011): 889-895.

Martin, R., y col. "Photoprotective effect of a water-soluble extract of Rosmarinus officinalis L. against UV-induced matrix metalloproteinase-1 in human dermal fibroblasts and reconstructed skin." *European Journal of Dermatolgoy* 18, n.º 20 (2008): 128-135.

McDougall, A. "Kao demonstrates therapeutic effect of eucalyptus extract on skin's outer layer functions." 2012. http://www.cosmeticsdesign-europe.com/Formulation-Science/Kao-demonstratestherapeutic-effect-of-eucalyptus-extract-on-skin-s-outer-layerfunctions.

Nevin, K. J., y T. Rajamohan. "Effect of topical application of virgin coconut oil on skin components and antioxidant status during dermal wound healing in young rats." *Skin Pharmacology and Physiology* 23, n.º 6 (2010): 290-297.

Newport, Dr. Mary. "Treatment chart: Coconut oil for Alzheimer's." 2013. http://www.eat2think.com/2013/07/research-benefitscoconut-oil-alzheimers.html.

Offord, E. A., y col. "Photoprotective potential of lycopene, carotene, vitamin E, vitamin C and carnosic acid in UVA-irradiated human skin fibroblasts." *Free Radical Biology and Medicine* 32, n.º 12 (Junio 2002): 1293-1303.

Pacheco-Palencia, L. A., y col. "Protective effects of standardized pomegranate (Punica granatum L.) polyphenolic extract in ultraviolet-irradiated human skin fibroblasts." *Journal of Agricultural and Food Chemistry* 56, n.º 18 (Septiembre 2008): 8434-8441.

Park, M., y col. "Carnosic acid, a phenolic diterpene from rosemary, prevents UV-induced expression of matrix metalloproteinases in human skin fibroblasts and keratinocytes." *Experimental Dermatology* 22, n.º 5 (2013): 336-341.

Ress, A. M., y col. "Free radical damage in acute nerve compression." *Annals of Plastic Surgery* 34, n.º 4 (Abril 1995): 388-395.

Sang, T. K., y col. "The effect of ursolic acid and all-trans-retinoic acid on ultraviolet a [*sic*] radiation induced elastin mRNA expression in cultured dermal fibroblasts." *Journal of Dermatological Science* 12, n.º 2 (1996): 208-208(1).

Shanmugam, M. K., y col. "Inhibition of CXCR4/CXCL12 signaling axis by ursolic acid leads to suppression of metastasis on transgenic adenocarcinoma of mouse prostate model." *International Journal of Cancer* 129, n.º 7 (2011): 1552-1563.

Zhao, P. W., y col. "The antioxidant effect of carnosol on bovine aortic endothelial cells is mainly mediated via estrogen receptor alpha pathway." *Biological and Pharmaceutical Bulletin* 35, n.º 11 (2012): 1947-1955.

3. PROTEOSOMAS POTENTES
PARA LA PIEL Y EL CUERPO

Arnold, J., y T. Grune. "PARP-mediated proteasome activation: A coordination of DNA repair and protein degradation?" *Bioessays* 24, n.º 11 (Noviembre 2002): 1060-1065.

Bakondi, E. "Age-related stress-induced loss of nuclear proteasome activation is due to low PARP-1 activity." *Free Radical Biology and Medicine* 50, n.º 1 (Enero 2011): 86-92

Bonoli, M., A. Bendini, "Qualitative and semi-quantitative analysis of phenolic compounds in extra virgin olive oils as a function of the ripening degree of olive fruits by different analytical techniques." *Journal of Agricultural and Food Chemistry* 52 (2004): 7026-7032.

Chondrogianni, N., y col. "Fibroblast cultures from healthy centenarians have an active proteasome." *Experimental Gerontology* 35 (2000): 721-728.

—. "Identification of natural compounds that promote proteasome and confer lifespan extension." *Planta Médica* (2009): 75.

Das, S., y col. "Cardioprotection with palm oil tocotrienols: Comparison of different isomers." *American Journal of Physiology—Heart and Circulatory Physiology* 294, n.º 2 (Febrero 2008): H970-978.

Delcros, J. G., y col. "Proteasome inhibitors as therapeutic agents: Current and future strategies." *Current Medicinal Chemistry* 10 (2003): 479–503.

Deocaris, C. C., y col. "Glycerol stimulates innate chaperoning, proteasomal and stress-resistance functions: Implications for geronto-manipulation." *Biogerontology* 9, n.º 4 (Agosto 2008): 269-282.

Donohue, T. M. Jr., y col. "Decreased proteasome activity is associated with increased liver pathology and oxidative stress in experimental liver pathology." *Alcoholism: Clinical and Experimental Research* 28, n.º 8 (Agosto 2004): 1257-1263.

Katsiki, M., y col. "The olive constituent leuropein exhibits proteasome stimulatory properties in vitro and confers life span extension of human embryonic fibroblasts." *Rejuvenation Research* 10 (2007): 157-172.

Korres.com. Quercetin and oak antiaging and antiwrinkle day cream. http://www.korres.com/default.aspx?page_id=729.

Kozie, R., y col. "Functional interplay between mitochondrial and proteasome activity in skin aging." *Journal of Investigative Dermatology* 131, n.º 3 (Marzo 2010): 594-603.

Kwak, M. K., y col. "Antioxidants enhance mammalian proteasome expression through the Keap1Nrf2 signaling pathway." *Molecular and Cellular Biology* 23 (2003): 8786-8794.

Nevin, K. J., y T. Rajamohan. "Effect of topical application of virgin coconut oil on skin components and antioxidant status during dermal wound healing in young rats." *Skin Pharmacology and Physiology* 23, n.º 6 (2010): 290-297.

Wang, D., y col. "Proteome dynamics and proteome function of cardiac 19S proteasomes." *Molecular and Cellular Proteomics* 1, n.º 10 (Mayo 2011).

Zhang, Q., y col. "Green tea extract and (-)-epigallocatechin-3-gallate inhibit apoxia and sérum-induced HIF-1alpha protein accumulation and VGEF expression in human cervical carcinoma and hepatoma cells." *Molecular Cancer Therapeutics* 5, n.º 5 (2006): 1227-1238.

4. LLEGA EL SOL ¡DALE LA BIENVENIDA!

Adil, M. D., y col. "Effect of *Emblica officinalis* (fruit) against UVB-induced photoaging in human skin fibroblasts." *Journal of Ethnopharmacology* 132, n.º 1 (2010): 109-114.

Afnan, Q., y col. "Glycyrrhizic acid (GA), a triterpenoid saponin glycoside alleviates ultraviolet-B irradiation induced photoaging in human dermal fibroblasts." *Phytomedicine* 19, n.º 7 (Mayo 2012): 658-664.

Al-Waili, L., y col. "Honey for wound healing, ulcers and burns: Data supporting its use in clinical practice." *Scientific World Journal* 11 (Abril 2011): 766-787.

Aquilera, Y., y col. "The protective role of squalene in eye damage in the chick embryo retina." *Experimental Eye Research* 80, n.º 4 (Abril 2005): 535-543.

Chen, L., y col. "Honeys from different floral sources as inhibitors of enzymatic browning in fruit and vegetable homogenates." *Journal of Agricultural and Food Chemistry* 48, n.º 10 (Octubre 2000): 4997-5000.

Engleman, Nancy, y col. "Nutritional aspects of phytoene and phytofluene, carotenoid precursors to lycopene." *Advances in Nutrition* 2 (Enero 2011): 51-62.

Erejuwa, O. O., y col. "Hypoglycemic and antioxidant effects of honey supplementation in streptozotocin-induced diabetic rats." *International Journal for Vitamin and Nutrition Research* 80, n.º 10 (Enero 2010): 74-82.

Heinrich, U., y col. "Long-term ingestion of high-flavanol cocoa provides photoprotection against UV-induced erythema and improves skin condition in women." *Journal of Nutrition* 136, n.º 6 (Junio 2006): 1565-1569.

Ihmad, I., y col. "Tualang honey protects keratinocytes from ultraviolet radiation induced inflammation and DNA damage." *Photochemistry and Photobiology* 88, n.º 5 (Septiembre 2012): 1198-1204.

Jeyam, M., y col. "Validating nutraceuticals to alleviate progeria using molecular docking studies." *Journal of Pharmaceutical and Biomedical Sciences* 13 (2011): 1-7.

Kamimura, H., y col. "Enhanced elimination of theophylline, phenobarbital and strychnine from the bodies of rats and mice by squalene treatment." *Journal of Pharmacobio-Dynamics* 15, n.º 5 (1992): 215-222.

Lin, X.-F., y col. "Anticarcinogenic effect of ferulic acid on ultraviolet-B irradiated human keratinocytes HaCaT cells." *Journal of Medicinal Plants Research* 4, n.º 16 (2010): 1686-1694.

Pareja, B., y L. Kehl. "Contribution to the identification of Rosa aff rubiginosa L. oil rose active principles." *Anales de La Real Academia Nacional de Farmacia* 56, n.º 2 (1999): 283-294.

Richter, E., y col. "Effects of dietary paraffin, squalene and sucrose polyester on residue disposition and elimination of hexachlorobenzene in rats." *Chemico-Biological Interactions* 40 (1982): 335-344.

Silvan, J. M., y col. "Control of the Maillard reaction by ferulic acid." *Food Chemistry* 128, n.º 1 (2011): 208-213.

Staniforth, Vasinree, y col. "Ferulic acid, a phenolic phytochemical, inhibits UVB-induced matrix metalloproteinases in mouse skin via posttranslational mechanisms." *Journal of Nutritional Biochemistry* 23, n.º 5 (Mayo 2012): 443-451.

Sun, X., y col. "Lipid peroxidation and DNA adduct formation in lymphocytes of premenopausal women: Role of estrogen metabolites and fatty acid intake." *International Journal of Cancer* 131, n.º 9 (Noviembre 2012): 1983-1990.

Tourna, J. A., y col. "Ubiquinone, idebenone and kinetin provide ineffective photoprotection to skin when compared to a topical antioxidant combination of vitamin C and E and ferulic acid." *Journal of Investigative Dermatology* 126 (2006): 185-187.

Yamada, Y., y col. "Dietary tocotrienol reduces UVB-induced skin damage and sesamin enhances tocotrienols effects in hairless mice." *Journal of Nutritional Science and Vitaminology* 54, n.º 2 (2008): 117-123.

Yan, J.-J., y col. "Protection against beta-amyloid peptide toxicity in vivo with long-term administration of ferulic acid." *British Journal of Pharmacology* 133, n.º 1 (Mayo 2001): 89-96.

5. HAZLO TÚ MISMA: TERAPIA DE CÉLULAS MADRE

Ashcroft, Gillian S., y col. "Topical estrogen accelerates cutaneous wound healing in aged humans associated with an altered inflammatory response." *American Journal of Pathology* 155, n.º 4 (Octubre 1999): 1137-1146.

De Oliviera, Ana Paula, y col. "Effect of semisolid formulation of Persea Americana Mill (Avocado) Oil on wound healing in rats." *Evidence Based Complementary and Alternative Medicine* (2013), Article ID 472382.

Esteban, M. A., y D. Pei. "Vitamin C improves the quality of stem cell reprogramming." *Nature Genetics* 44 (2012): 366-367.

Kuo, S.-M., y col. "Cellular phenotype-dependent and -independent effects of vitamin C on the renewal and gene expression of mouse embryonic fibroblast." *PLoS One* (Marzo 2012).

Lee, D.-C., y col. "Effect of long-term hormone therapy on telomere length in post-menopausal women." *Yonsei Medical Journal* 46, n.º 4 (Agosto 2005): 471-479.

Ranzato, E., S. Martinotti, y B. Burlando. "Honey exposure stimulates wound repair of human dermal fibroblasts." *Burn Trauma* 1 (2013): 32-38.

Schmid, D., y col. "Stem cell activation for smoother and more even skin." *Mibelle Biochemistry, Switzerland* (2013).

Skyberg, J. A., y col. "Apple polyphenols require T cells to ameliorate dextran sulfate sodium-induced colitis and dampen proinflammatory cytokine." *Journal of Leukocyte Biology* 90, n.º 6 (2011): 1043.

Uma, H.-J., y col. "Withafarin A inhibits JAK/STAT3 signaling and induces apoptosis of human renal carcinoma Caki cells." *Biochemical and Biophysical Research Communications* 427, n.º 1 (Octubre 2012): 24-29.

Yang, Z., y col. "Withania somnifera root extract inhibits mammary cancer metastasis and epithelial to mesenchymal transition." *PLoS One* (Septiembre 2013).

6. BUENO PARA LOS HUESOS

Alcantara, E. H., y col. "Diosgenin stimulates osteogenic activity by increasing bone matrix protein synthesis and bone-specific transcription factor Runx2 in osteoblastic MC3 T3-E1 cells." *Journal of Nutritional Biochemistry* 22, n.º 11 (Noviembre 2011): 1055-1063.

Bogani, P., y col. "Lepidium meyenii (Maca) does not exert direct androgenic activities." *Journal of Ethnopharmacology* 104, n.º 3 (2006): 415-417.

Braun, K. F., y col. "Quercetin protects primary human osteoblasts exposed to cigarette smoke through activation of the antioxidative enzymes HO-1 and SOD-1." *Science World Journal* 11 (2011): 2348-2357.

Bu, S. Y., y col. "Dried plum polyphenols attenuate the detrimental effects of TNF-alpha on osteoblast function coincident with up-regulation of Runx2, Osterix and IGF-I." *Journal of Nutritional Biochemistry* 20, n.º 1 (Enero 2009): 31-44.

Effendy, M. Nadia, y col. "The effects of Tulang honey on bone metabolism in postmenopausal women." *Evidence-Based Complementary and Alternative Medicine* (2012).

Gonzales, G. F., y col. "Effect of Lepidium meyenii (Maca) on sperma-
togenesis in male rats acutely exposed to high altitude (4340 m)."
Journal of Endocrinology 180, n.º 1 (2004): 87-95.

Hooshmand, S., y col. "Comparative effects of dried plum and dried
apple on bone in postmenopausal women." *British Journal of Nutrition* 106 (2011): 923-930.

Prouillet, C., y col. "Stimulatory effect of naturally occurring flavo-
nols quercetin and kaempferol on alkaline phosphatase activity
in MG-63 human osteoblasts through ERK and estrogen receptor pathway." *Biochemical Pharmacology* 67, n.º 7 (Abril 2004):
1307-1313.

Puel, C., y col. "Prevention of bone loss by phloridzin, an apple po-
lyphenol, in ovariectomized rats under inflammation conditions." *Calcified Tissue International* 77, n.º 5 (Noviembre 2005):
311-318.

Rubio, J., y col. "Effect of three different cultivars of Lepidium meyenii
(Maca) on learning and depression in ovariectomized mice." *BMC
Complementary and Alternative Medicine* 6, n.º 1 (2006): 23.

Tang, C. H., y col. "Water solution of onion crude powder inhib its
RANKL-induced osteoclastogenesis through ERK, p38 and NF-
kappaB pathways." *Osteoporosis International* 20, n.º 1 (Enero
2009): 93-103.

Yamaguchi, M., y E. Sugimoto. "Stimulatory effect of genistein and
daidzein on protein synthesis in osteoblastic MC3T3-E1 cells:
Activation of aminoacyl-tRNA synthetase." *Molecular and Cellular Biochemistry* 214, n.º 1 (2000): 97-102.

Yen, M. L., y col. "Diosgenin induces hypoxia-induced Factor-1 activation and angiogenesis through estrogen receptor-related
phosphatidylinositol 3-kinase/Akt and p38 mitogen-activated
protein kinase pathways in osteoblasts." *Molecular Pharmacology*
68 (2005): 1061-1073.

Zhang, M. Y., y col. "In vitro and in vivo effects of puerarin on promo-
tion of osteoblast bone formation." *Chinese Journal of Integrative
Medicine* 18, n.º 4 (Abril 2012): 276-282.

Zhang, Y., y col. "Effect of ethanol extract of Lepidium meyenii Walp. on osteoporosis in ovariectomized rat." *Journal of Ethnopharmacology* 105, n.ᵒˢ 1-2 (2006): 274-279.

7. CONVIERTE LA GRASA EN MÚSCULO

Arner, P., y J. Ostman. "Relationship between the tissue level of cyclic AMP and the fat cell size of human adipose tissue." *Journal of Lipid Research* 19 (1978): 613-618.

Bidon, C., y col. "The extract of Ginkgo biloba EGb 761 reactivates a juvenile profile in the skeletal muscle of sarcopenic rats by transcriptional reprogramming." *PLoS One* 4, n.º 11 (Noviembre 2009).

Boque, N., y col. "Prevention of diet-induced obesity by apple polyphenols in Wistar rats through regulation of adipose gene expression and DNA methylation patterns." *Molecular Nutrition and Food Research* 57, n.º 8 (Agosto 2013): 1473-1478.

Carls-Grierson, M. M. "Modulation of activity of the adipocyte aquaglyceroporin channel by plant extracts." *International Journal of Cosmetic Science* 29, n.º 1 (Febrero 2007): 7-14.

Facino, R. M., y col. "Anti-elastase and anti-hyaluronidase activities of saponins and sapogenins from *Hedera helix, Aesculus hippocastanum* and *Ruscus aculeatus:* Factors contributing to their efficacy in the treatment of venous insufficiency." *Archiv der Pharmazie* 328, n.º 10 (Octubre 1995): 720-724.

Fasshauer, M., y col. "Suppression of aquaporin adipose gene expression by isoproterenol, TNFalpha and dexamethasone." *Hormone and Metabolic Research* 35, n.º 4 (2003): 222-227.

Hara-Chicuma, Mariko, y col. "Progressive adipocyte hypertrophy in aquaporin-7-deficient mice: Adipocyte permeability as a novel regulator of fat accumulation." *Journal of Biological Chemistry* 280, n.º 16 (Abril 2005): 15493-15496.

Kunkel, S. D., y col. "Ursolic acid increases skeletal muscle and brown fat and decreases diet-induced obesity, glucose intolerance and fatty liver disease." *PLoS One* (Junio 2012).

Ohta, Y., y col. "Gene expression analysis of the anti-obesity effects of apple polyphenols in rats fed a high-fat diet and a normal diet." *Journal of Oleo Science* 55, n.º 6 (2006): 305-314.

Roy, S., y col. "Transcriptome of primary adipocytes from obese women in response to a novel hydroxycitric acid-based dietary supplement." *DNA and Cell Biology* 26, n.º 9 (Septiembre 2007): 627-639.

Saponara, R., y Enrica Bosisio. "Inhibition of cAMP-phosphodies-terase by biflavones of ginkgo in rat adipose tissue." *Journal of Natural Products* 61, n.º 11 (1998): 1386-1387.

Shahat, A. A., y col. "Regulation of obesity and lipid disorders by *Foeniculum vulgare* extracts and *Plantago ovata* in high-fat diet induced obese rats." *American Journal of Food Technology* (2012).

8. UN CABELLO DE PELÍCULA

Camargo, F. B., Jr., y col. "Skin moisturizing effects of panthenol-based formulations." *Journal of Cosmetic Science* 62, n.º 4 (Julio–Agosto 2011): 361-370.

Fischer, T. W., y col. "Effect of caffeine and testosterone on the proliferation of human hair follicles in vitro." *International Journal of Dermatology* 46, n.º 1 (Enero 2007): 2735.

Shabani, Fatemeh, and Reyhaneh Sarir. "Increase of melanogenesis in the presence of fatty acids." *Pharmacologyonline* 1 (2010): 314-323.

Ventura-Martínez, Rosa, y col. "Spasmolytic activity of Rosmarinus officinalis L. involves calcium channels in guinea pig ileum." *Journal of Ethnopharmacology* 127 (2011): 1528-1532.

9. LA VERSIÓN NATURAL DEL *CONTOURING* FACIAL

Al-Waili, N. S. "Natural honey lowers plasma glucose, C-reactive protein, homocysteine and blood lipids in healthy, diabetic and hyperlipidemic subjects: Comparison with dextrose and sucrose." *Journal of Medicinal Food* 7, n.º 1 (2004): 100-107.

Cho, S., y col. "High dose squalene ingestion increases type 1 procollagen and decreases ultraviolet-induced DNA damage in human skin in vivo but is associated with transient adverse effects." *Clinical and Experimental Dermatology* 34, n.º 4 (Junio 2009): 500-508.

Fernández-Cabezudo, María, J., y col. "Intravenous administration of manuka honey inhibits tumor growth and improves host survival when used in combination with chemotherapy in a melanoma mouse model." *PLoS One* (Febrero 2013), w.plosone.org/article/info%3Adoi%2F10.1371%2Fjournal.pone.0055993.

Finkler, R. S. "The effect of vitamin E in the menopause." *Journal of Clinical Endocrinology and Metabolism* 9 (1948): 89-90.

Gaylor, J. L. "Biosynthesis of skin sterols. III. Conversion of squalene to sterols by rat skin." *Journal of Biological Chemistry* 238 (Junio 1963): 1643-1655.

Larson-Meyer, Enette D., y col. "Effect of honey versus sucrose on appetite, appetite-regulating hormones and postmeal thermogenesis." *Journal of the American College of Nutrition* 29, n.º 5 (Octubre 2010): 482-493.

Nemoseck, Tricia M., y col. "Honey promotes lower weight gain, adiposity and triglycerides than sucrose in rats." *Nutrition Research* 31, n.º 1 (Enero 2011): 55-60.

Shekterle, Linda M., y col. "Dermal benefits of topical D-ribose." *Clinical, Cosmetic and Investigational Dermatology* 2 (2009): 151-152.

"Volufiline Grow Breasts Naturally." http://www.growbreastsnaturally.com/volufiline-for-breast-enhancement.

Zaid, Siti, y col. "The effects of Tualang honey on female reproductive organs, tibia bone and hormonal profile on ovariectomised rats—animal model for menopause." *BMC Complementary and Alternative Medicine* 10, n.º 82 (Diciembre 2010): 1472.

10. EL SECRETO PARA REVERTIR LA MENOPAUSIA

Al-Quarawi, A. A., y col. "The effect of extracts of *Cynomorium coccinium* and *Withania somnifera* on gonadotrophins and ovarian follicles of immature Wistar rats." *Phytotherapy Research* 14, n.º 4 (Junio 2000): 288-290.

Barua, A., y col. "Dietary supplementation of Ashwagandha (*Withania somnifera* Dunal) enhances NK cell in ovarian tumors in the laying hen model of spontaneous ovarian cancer." *American Journal of Reproductive Immunology* 70, n.º 6 (Diciembre 2013): 538-550.

Benton, Y., y R. F. Casper. "The aging oocyte—can mitochondrial function be improved?" *Fertility and Sterility* 99 (2013): 18-22.

Cunningham, J., y col. "Oestrogen-like effect of ginseng." Department of Nephrology, London Hospital. (Agosto 1980).

Finkler, R. S., y col. "The effect of vitamin E in the menopause." *Journal of Clinical Endocrinology and Metabolism* 9 (1948): 89-90.

Fujiwara, T., y col. "Preliminary study on action of coenzyme Q10 in female reproductive system." www.senpu.jp-coq10-pdf-jp-039.pdf. "Getting to the root of ginseng." *Smithsonian,* July 2002. http://www.smithsonianmag.com/science-nature/getting-to-the-root-ofginseng-65654374/?no-ist.

Helms, S. "Cancer prevention and therapeutics: Panax Ginseng." *Alternative Medicine Review* 9, n.º 3 (2004).

Houck, J. C., V. K. Sharma, Y. M. Patel, y J. A. Gladner. "Induction of collagenolytic and proteolytic activities by anti-inflammatory drugs in the skin and fibroblast." *Biochemical Pharmacology* 17, n.º 10 (1968): 2081-2090.

Jung, J. H., y col. "Therapeutic effect of Korean red ginseng extract on infertility caused by polycystic ovaries." *Archives of Pharmacal Research* 32, n.º 3 (Marzo 2009): 347-352.

Kuk, S. M., y Y. J. Lee. "Estrogen receptor is activated by Korean red ginseng *in vitro* but not *in vivo*." *Journal of Ginseng Research* 36, n.º 2 (Abril 2012): 169-175.

Liu, L., y col. "Effects of ginsenosides on hypothalamus-pituitary-adrenal function and brain-derived neurotrophic factor in rats exposed to chronic unpredictable mild stress." *Zhongguo Zhong Yao Za Zhi* 36, n.º 10 (Mayo 2011): 1342-1347.

Mori-Okamoto, J., y col. "Pomegranate extract improves a depressive state and bone properties in menopausal syndrome model ovariectomized mice." *Journal of Ethnopharmacology* 92 (2003): 93-101.

"Most expensive ounce of ginseng sold: $1.57 MILLION!" http://drinkmrpink.com/most-expensive-ounce-of-ginseng-sold-1-57-million/.

Raja Sankar, R. S., y col. "*Withania somnifera* root extract improves catecholamines and physiological abnormalities seen in a Parkinson's disease model mouse." *Journal of Ethnopharmacology* 125, n.º 3 (2009): 369-373.

Rocha, A., y col. "Pomegranate juice and specific components inhibit cell and molecular processes critical to metastasis of breast cancer." *Breast Cancer Research and Treatment* 136, n.º 3 (Diciembre 2012): 647–658.

Saber, M. A-A. "Effect of royal jelly on viability and *in vitro* maturation of Egyptian sheep oocytes in sérum supplemented medium." *British Journal of Pharmacology and Toxicology* (2012).

Sharaf, A., y Gomaa, N. "Oestrogenicity of vitamins." *Qualitas Plantarum et Materiae Vegetabiles* 20, n.º 4 (1971): 279-283.

Sharma, D. N., y L. Bhattacharya. "Role of vitamin E on antifolliculogenesis effects of lead acetate on diameter of follicles containing ovarian tissue of Swiss albino mice." *Global Journal of Biology, Agriculture, and Health Sciences*, Global Institute for Research and Education, www.gifre.org.

Sreeja, S., y col. "Pomegranate extract demonstrate [*sic*] a selective estrogen receptor modulator profile in human tumor cell lines and in vivo models of estrogen deprivation." *Journal of Nutritional Biochemistry* 23, n.° 7 (Julio 2012): 725-732.

Takasaki, A., y col. "Endometrial growth and uterine blood flow: A pilot study for improving endometrial thickness in the patients with a thin endometrium." *Fertility and Sterility* 93, n.° 6 (2010): 1851-1858.

Yang, Z., y col. "*Withania sominfera* root extract inhibits mammary cancer metastasis and epithelial to mesenchymal transition." *PLoS One* (2013).

Zhong, S., y col. "Dietary carotenoids and vitamins A, C and E and risk of breast cancer." *Journal of the National Cancer Institute* (1999): 547-556.

I I. DESPIERTA TU SEX APPEAL

Busse, Daniela., y col. "A synthetic sandalwood odorant induces wound healing processes in human keratinocytes via the olfactory receptor OR2AT4." *Journal of Investigative Dermatology* (Julio 2014).

Circosta, C., y col. "Estrogenic activity of standardized extract of *Angelica sinensis.*" *Phytotherapy Research* 20, n.° 8 (Agosto 2006): 665-669.

Clark, K. E., y L. Myatt. "Prostaglandins and the reproductive cycle." (2008) Glob Libr Women's Med. DOI 10.3843/ GLOWM.10314.

Cousins, A. J. "Changes in women's mate preferences across the ovulatory cycle." *Journal of Personality and Social Psychology* 92, n.° 1 (2007): 151-163.

Durante, K. M., y col. "Changes in women's choice of dress across the ovulatory cycle: Naturalistic and laboratory task-based evidence." *Personality and Social Psychology Bulletin* 34 (2008): 1451-1460.

Goh, S. Y., y K. C. Loh. "Gynecomastia and the herbal tonic 'Dong Quai.'" *Singapore Medical Journal* 42, n.° 3 (Marzo 2001): 115-16.

Khazaei, M., y col. "Study of *Feoniculum vulgare* effect on folliculogenesis in female mice." *International Journal of Fertility and Sterility* 5, n.° 3 (Noviembre 2011): 122-127.

Park, Y., y col. "Effect of conjugated linoleic acid on body composition in mice." *Lipids* 32, n.º 8 (Agosto 1997): 853-858.

Pipitone, R. N., y G. G. Gallup. "Women's voice attractiveness varies across the menstrual cycle." *Evolution and Human Behavior* 29 (2008): 268-274.

Sharma, S. C., y col. "Steroidal saponins of *Asparagus adscendens*." *Phytochemistry* 21 (1982): 2075-2078.

ECOSISTEMA DIGITAL

NUESTRO PUNTO DE ENCUENTRO

www.edicionesurano.com

2 AMABOOK
Disfruta de tu rincón de lectura y accede a todas nuestras **novedades** en modo compra.
www.amabook.com

3 SUSCRIBOOKS
El límite lo pones tú, **lectura sin freno**, en modo suscripción.
www.suscribooks.com

DISFRUTA DE 1 MES DE LECTURA GRATIS

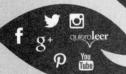

1 REDES SOCIALES:
Amplio abanico de redes para que **participes activamente.**

4 APPS Y DESCARGAS
Apps que te permitirán leer e **interactuar con otros lectores.**

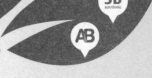